Prof. Dr. Arun Kumar Sinha

Kundalini Kriya Yoga

Eine Einführung

ISBN 978-3-8434-1034-2

Prof. Dr. Arun Kumar Sinha
Kundalini Kriya Yoga
Eine Einführung
Copyright © 2011
Schirner Verlag, Darmstadt

Umschlag: Murat Karaçay, Schirner
unter Verwendung des Bildes
#2563735 (TMAX), www.fotolia.de
Übersetzung: Marion von Hofacker,
Barbara Wanderer
Redaktion: Barbara Rave, Schirner
Satz: Simone Wenzel, Schirner
Printed by: OURDASdruckt!, Celle, Germany

www.schirner.com
1. Auflage 2011

Alle Rechte der Verbreitung, auch durch Funk, Fernsehen
und sonstige Kommunikationsmittel, fotomechanische oder vertonte Wiedergabe
sowie des auszugsweisen Nachdrucks vorbehalten

Inhalt

Vorwort 8
    Kundalini – die verborgene Kraft im Menschen entdecken 9

Wesentliche Bestandteile von Kundalini Kriya Yoga 14

Die Vorgeschichte – Wie dieses Buch entstanden ist 16
    Begegnung zweier Kulturen 17
    Warum ist Prof. Dr. Sinha nach Deutschland gekommen? 19

Was ist Kundalini? 24
    Hilfe bei erwachter Kundalini 29

Was bewirkt die Praxis des Kundalini Kriya Yogas? 34
    Gesundheit 35
    Erfolg 35
    Harmonie 35
    Selbsterkenntnis 36

Chakren – Die Energiezentren 40
    Was sind Chakren? 41
    Chakren als Energiezentren der Elemente 42
    Elemente und Farben 46
    Arbeit mit der Elementenergie 48

Die Hauptchakren 50
    Allgemeine Bezeichnung der Zentren 50
    Zugehörigkeit der Zentren 52
    Überblick der Energiezentren und der Elemente 61

Nervensystem und Chakren 62

Yama Niyama 66
    Yama 67
    Tantra – ein Entwicklungsweg? 76
    Niyama 79

Aspekte der Atmung – Pranayama 84
    Was ist Prana? 85
    Der Äußere Atem – Der Innere Atem 86
    Was ist Pranayama? 88
    Wie arbeiten Atmung und Nahrung zusammen? 89
    Besonderheiten der Atmung 90
    Wirkung von Atemarbeit und persönlichem Mantra 90
    Bedeutung eines Lehrers 91

Praxis von Pranayama 92
    Allgemeine Empfehlungen 93
    Einstimmung vor Pranayama 94
    Die Reinigung
    der energetischen Kanäle (Nadi Sodana Pranayama) 95

Die Körperübung (Pavana Mukta Asana) 108
    Definition 109
    Hintergrund und Wirkung der Pavana Mukta Asana 109
    Praxis der Pavana Mukta Asana 113
    Nach den Körperübungen 123
    Sonnengruß – Surya Namaskar 124
    Körperliche Voraussetzungen für die Yogapraxis 126

Meditation 128
    Was ist Meditation? 129
    Die Natur unseres Bewusstseins 129
    Meditationspraxis 131
    Asana – Körperhaltung 132
    Cit Shuddhi – Die Reinigung des Bewusstseins 133
    Übung – Die Beruhigung des Bewusstseins 134
    Surya – Sonnenmeditation 137
    Meditation: Hummel in der Lotosblüte 138
    Übungszeiten 138

Fragen und Antworten 140

Tratak 146
    Feuer-Tratak 148
    Wasser-Tratak 150
    Zeigefinger-Nase-Tratak 152
    Nasenspitze-Gestalt-Tratak 153

Mantra	154
Was ist ein Mantra?	155
Mantra-Praxis	157
Mantra für das Yogaziel	161
Mantra zur Anrufung der Lehrer	161
Mantra für den Segen	162
Mudra	164
Übersicht: Bezug der Elemente zu den Fingern	166
Besonderheiten von Hand-Mudras	166
Praxis verschiedener Mudras	167
Entspannungsübungen	174
Kundalini-Entspannung (Relaxation Asana)	175
Entspannung im Büro	178
Savasana – Totenübung (Kurzform)	179
Savasana – Totenübung (Ausführliche Form)	181
Yoginindra	186
Die Regulierung des Alltags	194
Ernährung	195
Der Umgang mit Stress	198
Körperhaltung und Bewegung	198
Schlafen	199
Körperreinigung und Yogapraxis	200
Ein Duschritual	202
Tägliche Zeit des Schweigens	204

    Innere Auswirkungen der Yogapraxis..204
    Die Verwendung von Rudraksha-Perlen......................................205
    Hinweise zur Gestaltung von Haus und Garten..........................206
    Zugeständnisse an den modernen Alltag...................................207

Die Om-Zeremonie..208

Danksagung 210

Bildnachweis..212

Vorwort

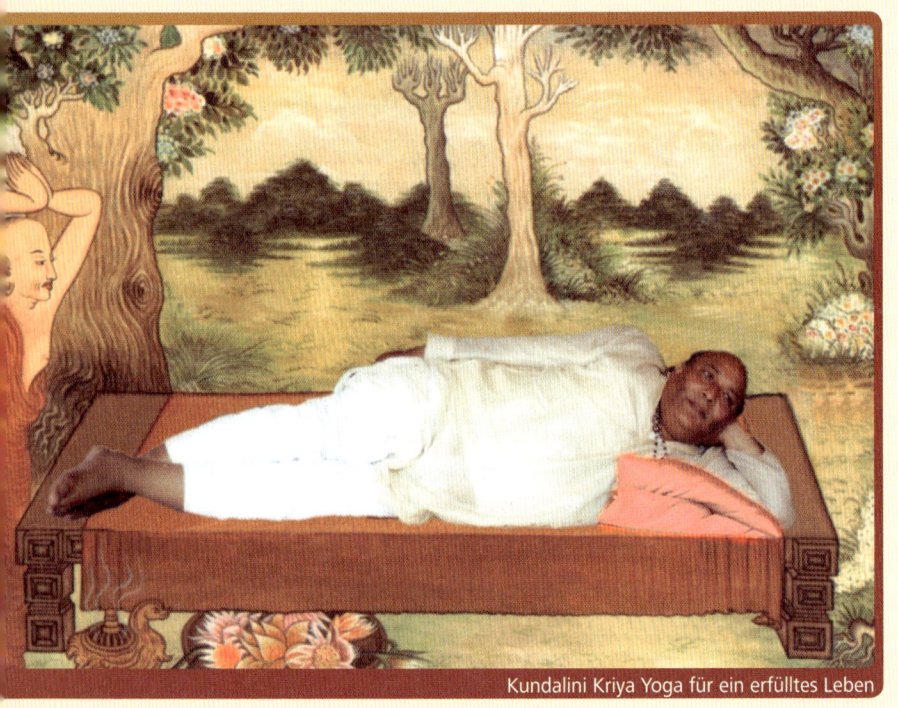
Kundalini Kriya Yoga für ein erfülltes Leben

Kundalini – die verborgene Kraft im Menschen entdecken

Kundalini Kriya Yoga besteht aus verschiedenen unterschiedlichen Bereichen: aus den Asanas – den Körperübungen, aus Pranayama – den Atemübungen, sowie aus Meditation, aus Entspannungsübungen und aus Mantren. Alle Teile gründen auf den Yama Niyama, den ethischen Prinzipien. Das Ziel des Kundalini Kriya Yogas ist es immer, Ihre persönliche Energie und Kraft, Ihre Kundalini, zu aktivieren. Kundalini Kriya Yoga ist ein vollständiges Konzept, denn es vereint alle Aspekte des Yogas in sich. Sie könnten es auch als Geheimnis des Yogas oder als Weg zum »Allsehenden Dritten Auge« bezeichnen. Dieses Geheimnis ist in Ihnen selbst verborgen und wartet darauf, entdeckt zu werden. Mit dieser Yogaform gelingt es, Körper, Geist und Seele in Einklang zu bringen und das ohnehin komplizierte Leben einfacher zu machen. Kundalini Kriya Yoga besteht aus einem Programm unterschiedlicher Übungen, den sogenannten Kriyas, die die in allen Lebewesen schlummernde Kraft, die Kundalini, erwecken. Sobald die Kundalini-Energie aktiviert ist, sind die Übenden in der Lage, das ganze Ausmaß ihrer spirituellen und physischen Fähigkeiten zu erkennen, und sie entdecken auf diese Weise ihre wahre Identität.

Es unterstützt alle Yogapraktizierenden, die sich um spirituelle, physische und mentale Entwicklung bemühen, denn jeder kann durch Yoga lernen, ein Leben in Harmonie und innerer Zufriedenheit zu führen. Glück und Unglück wechseln sich in zyklischer Reihenfolge ab. Kundalini Kriya Yoga unterstützt dabei, unter allen Umständen, seien sie nun gut oder schlecht, im inneren Gleichgewicht zu bleiben. Man lernt, viele nutzlose Wunschvorstellungen aufzugeben. Dadurch fühlt man sich glücklich, während man ein ganz normales Leben führt. Ausgeprägter Ehrgeiz beispielsweise verursacht immer Konflikte, weil ein extrem ehrgeiziger Mensch das potenzielle Glück in seiner Reichweite weder erkennen noch würdigen kann. Deshalb fühlt er sich unglücklich.

Es gibt je nach Geburtsort, Familientradition und Glaubenshintergrund unterschiedliche Weltanschauungen und Wertvorstellungen. Wer aber in die Tiefe einer Religion, einer Philosophie oder eines Glaubens vordringt, erkennt dort die immer gleiche Vorstellung vom menschlichen Leben mit den folgenden immer gleichen Richtlinien, die nur in unterschiedlichen Formulierungen wiedergegeben werden: »Bemühe dich immer, ein wahrhaftiges Leben zu führen. Denke, sprich und handle zum Wohl anderer Lebewesen. Nutze mit Weisheit, was dir gegeben ist. Versuche unermüdlich, zum Wohl der menschlichen Gesellschaft beizutragen.« Diese Prinzipien sind allgemein bekannt. Die Kerngedanken von Kundalini Kriya Yoga sind also eigentlich nichts Neues.

In Indien wurden den Menschen von spirituellen Lehrern seit der Zeit der Veden verschiedene Wege zu ihrem Glück und ihrer Errettung gezeigt, die diese wiederum von ihren eigenen Lehrern erfahren hatten. Es gab auch Yogis, die Yoga im Stillen praktizierten, ohne die Lektionen der breiten Öffentlichkeit weiterzugeben. Man nannte sie die »schweigenden Menschen«.

Das Yogawissen wurde auf unterschiedliche Weise von Lehrer zu Schüler weitergegeben. Manche Lehrer lehrten es so, wie sie von ihren Lehrern gelehrt worden waren und andere so, wie sie es in ihrer spirituellen Erfahrung während der Meditation empfunden hatten. Die Weitergabe der Unterweisungen durch die spirituellen Lehrmeister an die Schüler und deren Nachfolger war natürlich abhängig von deren Aufrichtigkeit, Ehrlichkeit, ihrem Gehorsam gegenüber dem Lehrer und ihrer Wahrhaftigkeit und Klarheit in allen Situationen des Alltags. Gemäß ihren individuellen Fähigkeiten konnten die Schüler das Wissen verschiedener Stufen aufnehmen. Nur einige wenige Schüler können in alle Lektionen vollkommen eingeführt werden. Aus diesem Grund kennen die Schüler und ihre Nachfolger unterschiedliche Wissensstufen. Deshalb existiert diese Form des Kundalini Kriya Yogas auch unter anderen Namen, wie auch Shiva Tantra Yoga, Sahaja Yoga, Astanga Yoga oder Kriya Yoga.

Einige spirituelle Lehrer haben mit ihrer Kraft die Gesellschaft so verändert, dass sie sich positiv weiterentwickeln konnte. Man nennt diese Menschen Mahasambuddhi. Gleichbedeutend mit Mahasambuddhi nennt man solche Menschen auch Avatare. Zu ihnen gehören Guru Nanak, Babaji, Lord Mahaviri, Sankaracharya, Mahasaya Swami, Ramakrishna, Paramahansa Yogananda und Vivekananda.

Du kannst den Schatz erkennen, der sich im Inneren deines Körpers befindet

Einer von diesen Mahasambuddhis ist Swami Siya Ramji Maharaja. Er hat Patanjali-Yoga niedergeschrieben und wird auch Yogiraj (sprich: Yogiradsch) genannt.

Von ihm stammt das folgende Sanskrit-Zitat:

'मेरा यह लक्ष्य था कि मैं पुरुषों तथा स्त्रियोंमें इस बातकी जागृति करा दूँ कि यदि वे व्यवहारको शुद्ध और आहारको सात्त्विक बनाकर शरीरको ठीक रखें और विषयोंसे मनको हटाकर अन्तसुँख करें तो उनको अपने भीतरके खजानेका पता लग सकता है ।'

—सियाराम

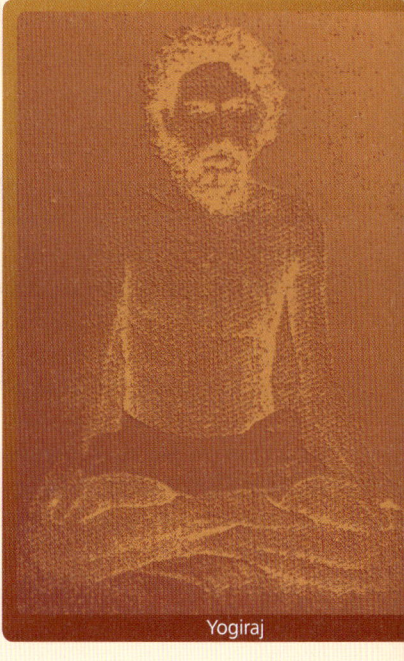

Yogiraj

Das bedeutet übersetzt:

»Mein Ziel ist, Männern und Frauen das nötige Wissen zu vermitteln, damit sie ihr Verhalten und ihre Ernährung vollkommen rein halten können. So können sie ihren Körper gesund erhalten und ihren Geist aus der Verstrickung mit der materialistischen Welt befreien.

Alle Menschen sind in der Lage, den Schatz zu heben, der im eigenen Körper verborgen ist.«

Siya Ram

Zahlreiche heute noch bekannte Religionsstifter haben Menschen auf die genannte Art und Weise unterwiesen, aber ihre Lehre hat sich erst später weiterverbreitet. Zu diesen zählte auch der Avatar Lord Buddha. Buddha hatte erst fünf Schüler, später nur noch einen. Durch diesen verbreitete sich aber die buddhistische Lehre über die ganze Welt. Es genügt also, wenn nur eine Person dem Lehrer ergeben, freundlich gesinnt und am Lehrer und dessen Wohlergehen interessiert ist.

Der Autor dieses Buches, Prof. Dr. Arun Kumar Sinha, ist von Beruf praktizierender Arzt für orthopädische Chirurgie und Leiter eines Krankenhauses in der Hauptstadt Patna des indischen Bundesstaates Bihar. Er lebt gemeinsam mit seiner Frau, Prof. Dr. Raj Kumari, Professorin für Geburtshilfe und Gynäkologie, und mit seinen drei erwachsenen Kindern, Prachi, Abhishek und Ruchi, in Patna. Er lehrt Kundalini Kriya Yoga seit vielen Jahren. Als Kind empfing er im Himalaya diese Yogaunterweisungen von seinen spirituellen Meistern, die ihn auf seine Verpflichtung als Yogi vorbereiteten. Seine Lehrer wählten für ihn jedoch ein Leben mit Verantwortung in der Gesellschaft aus, und er begann seine medizinische Laufbahn. Traditionell wird Kundalini Kriya Yoga persönlich vom Lehrer an den Schüler weitergegeben, aber Prof. Dr. Sinha wurde von seinen Lehrern angewiesen, die mündliche Überlieferung durch eine schriftliche Form zu erweitern. Als er im Jahr 1999 im Rahmen eines wissenschaftlichen Austauschprogrammes für einige Monate nach München kam, gab er westlichen Yogapraktizierenden erstmalig eine Einführung in die Methoden des Kundalini Kriya Yogas. Dieses Buch ist daher auch eine Art Zusammenfassung aus zehn Jahren Unterweisungen an diese Gruppe. Die Mitglieder dieser Gruppe kommen in den »Praxiserfahrungen« zu Wort.

Die ganzheitliche Yogaform, die in diesem Buch beschrieben wird, lehrt den Leser leicht durchführbare Körperübungen, sowie verschiedene Möglichkeiten, mithilfe derer man den Atem kontrollieren kann, und einige wirkungsvolle Segensworte. Weiterhin zeigt es eine Methode zur tiefen Entspannung auf und gibt ebenso Schritt für Schritt eine Einführung in die Praxis der Meditation und neue Ansätze für die Arbeit mit den Energiezentren. All diese Techniken sollen den Leser auf seinem individuellen Entwicklungsweg hin zu einem spirituellen Leben unterstützen, denn Kundalini Kriya Yoga kann negatives Denken zu Positivem wandeln.

Die Herausforderung besteht darin, diese Yogarichtung entsprechend der verfügbaren Zeit in den eigenen Alltag zu integrieren. Ein Tag, der mit Yoga beginnt, lächelt.

Machen Sie Kundalini Kriya Yoga zu einem Teil Ihres Lebens, und werden Sie glücklich.

»Ich danke meinem Lehrer für seine Führung, seine Einweihung und seinen Auftrag, dieses Buch zu schreiben, um damit menschliches Leid zu lindern. Er hat mir dadurch eine große Verantwortung übertragen, er hat aber auch gewusst, dass ich dieses Buch vollenden kann und werde. Ich danke ihm aus tiefstem Herzen. Mir und verschiedenen anderen indischen Yogis wurde die vollständige Form von Kundalini Kriya Yoga vermittelt. Diese uralte Methode hat ihre Wurzeln in Indien. Sie wurde von Generation zu Generation an verschiedene spirituelle Menschen weitergegeben.

Dieses Buch ist den Lehrern und besonders meinem geliebten und verehrten Lehrer gewidmet, von dem ich diese Technik gelernt habe.

Ich bin meinem Lehrer sehr, sehr dankbar.«

Arun Dev

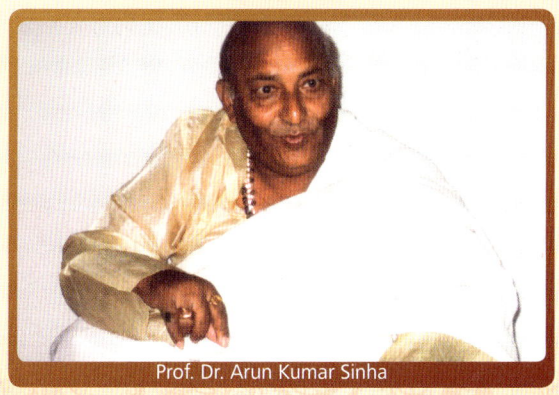

Prof. Dr. Arun Kumar Sinha

Wesentliche Bestandteile von Kundalini Kriya Yoga

Das Ziel des Kundalini Kriya Yogas ist die persönliche Entwicklung durch Selbsterkenntnis. Im Sanskrit heißt es: **atma bhuto bhava – sich seiner Seele bewusst werden**. Dies ist erreichbar, wenn die ethischen Prinzipien des Yama Niyama und die unten stehenden Übungsschritte praktiziert werden.
Wer das Ziel erreichen möchte, bemüht sich um:

Yama
Yama heißt Disziplin. Man übt Disziplin im Umgang mit Mitmenschen, indem man sich aufrichtig, maßvoll, friedvoll, beherrscht und rücksichtsvoll verhält.

Niyama
Niyama beschreibt das Versprechen und die spirituellen Verpflichtungen, die sich auf den Umgang mit sich selbst beziehen wie z. B. Sauberkeit, Genügsamkeit, Askese, Selbstdisziplin und Hingabe an das Schicksal.

Asana
Asana bedeutet Yogaübung, dazu zählt z. B. die Pavana Mukta Asana. Man führt sie in unterschiedlichen Haltungen durch, auch in einer bequemen Position wie zum Beispiel dem Sitzen.

Pranayama
Pranayama ist ein Weg, um die Atmung zu kontrollieren und dadurch den Geist zu beherrschen.

Pratyahara
Pratyahara bedeutet die Sinne vom Außen zurückziehen und die Aufmerksamkeit nach innen richten. Mithilfe dieser Technik kann man den zerstreuten Geist zügeln, wenn er außer Kontrolle geraten ist. Ein leichter Weg, um Pratyahara durchzuführen, ist der, sich im Mantra mit dem Lehrer zu verbinden. Der Lehrer ist der Wegbereiter des Schülers, auch wenn er nicht persönlich anwesend ist. Daher sollte die Einführung in die Pratyaharapraxis in jedem Fall durch einen erfahrenen Lehrer vorgenommen werden.

Dharana
Einen bestimmten Gedanken zu empfangen, wahrzunehmen und aufrechtzuerhalten, ohne abzuschweifen, wird als Dharana bezeichnet. Es ist die Fähigkeit, das Bewusstsein wach zu halten und auf ein Objekt zu richten.

Dhyana
Dhyana ist die Meditation bzw. eine Versenkung in sich selbst bei vollem Bewusstsein.

Samadhi
Samadhi ist eine Verbindung mit dem Göttlichen ohne die Wahrnehmung von Zeit, Raum und Personen.

Die Vorgeschichte – Wie dieses Buch entstanden ist ...

Begegnung zweier Kulturen

Im Jahr 1999 traf sich in Deutschland eine Gruppe von spirituell interessierten Personen mit einem Arzt aus Indien. Professor Dr. Arun Kumar Sinha, ein international renommierter Chirurg aus Bihar, war von der deutschen Regierung im Rahmen eines Austausch- und Forschungsprojektes für einige Monate nach München eingeladen worden. Im Lauf dieses Aufenthalts suchte er das Gespräch mit spirituell Interessierten, denn er praktizierte nicht nur orthopädische Chirurgie, sondern auch Kundalini Kriya Yoga. Schon als Kind hatte er diese Form spiritueller Disziplin im Himalaya von verschiedenen Yogameistern erlernt. Auf Wunsch dieser Lehrer sollte Prof. Dr. Sinha die Methode an aufgeschlossene Personen im Westen weitergeben. Bei der Zusammenkunft wurden im Lauf des Abends die verschiedensten Fragen aus dem Themenkreis Religion, Spiritualität und Persönlichkeitsentwicklung diskutiert.

Prof. Dr. Sinha ging auf Problematiken und Fragen wie die folgenden ein: »Yoga gibt Körper und Seele wirklichen Frieden. Bibel, Veden und Koran sind tiefe und wichtige religiöse Quellen. Religionen beantworten existenzielle Fragen und zeigen einen Weg. Aber sie lehren keine Methode, um das einzigartige Potenzial, das in jedem Menschen ruht, vollkommen zur Entfaltung zu bringen. Wie ist dieses Ziel zu erreichen?« Als Antwort darauf sang Prof. Dr. Sinha folgendes Sanskrit-Mantra, das den Sinn des Lebens darstellt: »Sangacchadhvam, sanvadadhvam.« Die Zuhörer waren fasziniert, aber auch etwas ratlos. Was kann man schließlich mit einem Sanskrit-Mantra anfangen, dessen Inhalt man nicht versteht? Prof. Dr. Sinha erklärte: »In diesem Mantra wird ein wichtiges Lebensziel dargestellt.

Das erste Yogaziel ist es, den Sinn des eigenen Lebens zu erfahren. In diesem Mantra geht es um einen Dialog mit Gott. Der Betende sagt: ›Hey, Gott: Alle Menschen sind gleich. Deshalb muss es ein gemeinsames Ziel geben. Mein Ziel ist: Ich möchte dich sehen, oh Gott. Du hast mir Leben und Körper gegeben, damit ich dich sehen kann und damit ich erkennen kann, wer du bist und was der Sinn und das Ziel meines Lebens sind. Lass mich sehen, wozu ich geboren wurde und was mein Lebensauftrag ist. War es ein Zufall oder eine Strafe, dass ich auf der Erde bin? Nein, ich bin hier, weil ich eine Aufgabe habe. Das ist deine Absicht, oh Gott.‹ Je mehr wir uns also auf die tägliche Yogapraxis einlassen, desto mehr erkennen wir unser eigenes Potenzial und können es immer besser im Alltag umsetzen. Das betrifft alle Ebenen unseres Lebens. Der Körper wird durch die Körperübungen, die Asanas, gestärkt und entgiftet. Die Emotionen werden durch Atemübungen und Meditation bewusst gemacht, und dadurch können sie besser kontrolliert werden. Das Bewusstsein wird verfeinert und eröffnet so den Zugang zu neuen Dimensionen.

Ein anderer Schwerpunkt im Yoga ist das Thema ›Teilen‹. Das wird in diesem Mantra hervorgehoben. Was da ist, wird geteilt. Du teilst jeden Aspekt deines Lebens mit allen Menschen. Wenn du sprichst, tust du das als Teil der ganzen Gemeinschaft. Dann ist die Geisteskraft des Einzelnen so, dass er im Namen aller anderen spricht. So entsteht ein friedliches Miteinander. Alle Güter werden gerecht und gleichmäßig geteilt, um die Bedürfnisse aller Menschen zu erfüllen – je nach Zeit, Ort und Situation.«

Warum ist Prof. Dr. Sinha nach Deutschland gekommen?

Auch auf diese Frage antwortete Prof. Dr. Sinha mit einem Sanskrit-Mantra: »Akhanda mandalakaram ...«, und erklärte anschließend: »Mit diesem Mantra wenden sich Yogaübende an ihren Lehrer. Alles im Leben ist von Gott festgelegt, und das Schicksal liegt in Gottes Hand. Ich kam zwar wegen der Wissenschaft hierher, aber ich bin auch ein Mann des Yogas. Ich bin hier, weil Yoga zeigt, wie man die Kraft erhält, Gott zu erkennen. Dazu braucht man die Hilfe eines Lehrers. Mit diesem Mantra erinnere ich mich daran, dass es mein Lehrer war, der mir den Weg gewiesen hat. Er hat mich diese Techniken gelehrt und sie an mich weitergegeben. Er hat mir den Auftrag erteilt, hierher zu kommen, um sie euch weiterzuvermitteln. Wenn er dies nicht ausdrücklich gewünscht hätte, würde ich diese Unterweisung nicht geben. Die Lehre dieser Methode unterliegt der Verantwortung des Lehrers, und sie wird nur dann weitergegeben, wenn es notwendig ist.«

Warum kommen aber indische Yogalehrer überhaupt nach Europa? Europa ist schließlich ein eher satter Kontinent – in geistiger, materieller und wissenschaftlicher Hinsicht. Europäer orientieren sich eher an materiellen Werten. Daher nehmen sie sich weniger Zeit für die spirituellen Dinge ihres Lebens Es gibt so viele Schwingungen in ihrem Denken, dass kein innerer Friede entstehen kann. Auch zu dieser bei einem Treffen angesprochenen Frage hatte Prof. Sinha eine Erklärung: »Viele Menschen leiden an Schlaflosigkeit und psychischen Störungen. Deshalb ist es wesentlich für jeden Menschen in Europa, sich um Entspannung zu bemühen. Wenn materiell satte Menschen Yoga praktizieren, dann können sie sehr schnell auf den richtigen Pfad gelangen. Yoga ist keine neue Religion. Ich möchte nicht, dass Sie Ihre Glaubensgemeinschaft verlassen. Aber Yoga ist ein Weg, der es ermöglicht, ins Innere des spirituellen Zentrums zu gelangen. Wenn Sie in ein Haus gelangen möchten und sehen, dass alle Räume ringsum verschlossen sind, so sage ich Ihnen: ›Gehen Sie durch diesen Raum ins Innere.‹ Dazu müssen Sie aber erst einen Schlüssel haben. Yoga ist der Schlüssel, mit dem alle Türen geöffnet werden können. Die Öffnung geschieht durch einen Lehrer, der den notwendigen Entwicklungsweg bereits durchlaufen hat. Ich habe diesen Schlüssel, aber er ist nicht mein Eigentum. Es ist das Recht jedes Menschen, diese Methode zu erlernen und sich selbst und Gott zu erkennen. Ich möchte Ihnen gern diese Methode vermitteln, mithilfe derer Sie die Möglichkeit dazu erhalten. Genauso wie ich es von meinem Lehrer gelernt habe. Ob es Ihnen gelingt, hängt von Ihrer persönlichen Hingabe ab und davon, ob Sie sich vollständig überlassen können. Der Lehrer lässt sich nicht manipulieren und nicht zwingen. Sein Segen wird als Gnade erfahren. Mit dem eben genannten Mantra erinnere ich mich an meinen Lehrer und bitte ihn um Beistand. Ich arbeite, und ich überlasse mich ihm, um seines Segens willen. Niemand weiß, wann und wie und durch wen der Lehrer seine Arbeit tun lässt. Das kann durch eine hochgebildete oder durch eine einfache Person sein. Sie bekommt durch diesen Auftrag die Fähigkeit, die notwendig ist, ihn zu erfüllen.«

Anschließend ging Prof. Dr. Sinha auf den Wert der persönlichen Erfahrung sowie auf den hohen europäischen Lebensstandard und die außergewöhnliche Chancen, die dieser dem europäischen Yogaübenden bietet, ein und erklärte diesbezüglich: »Man sagt stets, Deutschland sei hoch entwickelt und jedermann sei sehr gebildet. Aber erst wenn ich hierhin komme und mich persönlich davon überzeuge, dass alle Kinder in die Schule gehen und dass alle gut ernährt und abgesichert sind, weiß ich, dass dies die Realität ist. Erst dann kann ich es bezeugen. Ich will damit sagen, dass nur die persönliche Erfahrung des menschlichen Körpers verlässlich ist und eine Realität bezeugen kann.

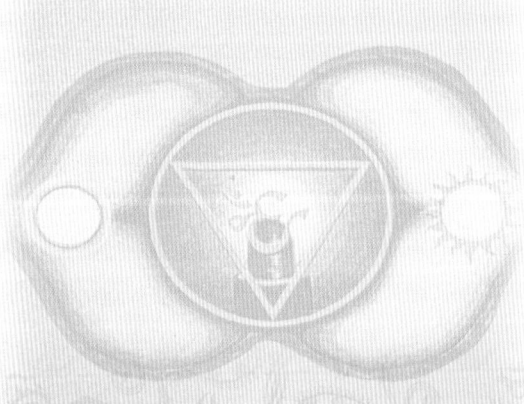

Genauso ist es auch im Yoga. Erst wenn Sie persönlich die Erfahrung von Yoga machen, können Sie wissen, dass das, was ich sage, wahr ist. Im Gegensatz zu den meisten Europäern sind die Inder im Allgemeinen unzufrieden mit ihrem Lebensstandard. Die Europäer sind materiell satt, aber spirituell unzufrieden. Wenn eine materiell zufriedene Person Yogatraining bekommt, kann sie große Fortschritte auf dem Weg zur vollkommenen Verwirklichung machen. Europäer leben im Wohlstand und haben deshalb Energie übrig. Diese Energie möchte ich zum 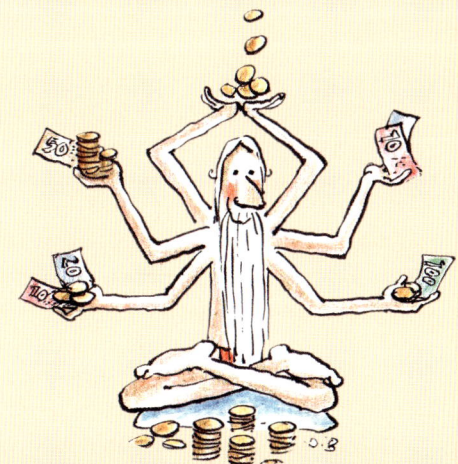 Ozean der Erleuchtung lenken. Yoga ist nicht käuflich. Die Erleuchtung wird einem Menschen gegeben, wenn der Körper bereit ist, den göttlichen Funken zu empfangen. Dann wird die Kundalini, die verborgene Kraft im Menschen erweckt.«

Nach dem Treffen mit Prof. Dr. Sinha begannen einige der Teilnehmer, über die in ihnen selbst verborgene Kraft nachzudenken. Sie machten sich auf den Weg und fingen an, der Suche nach der Kundalini einen Platz in ihrem Leben einzuräumen.

Dabei ergaben sich bei einigen weitere Fragen wie beispielsweise die folgende: »Passen Religion und Yoga zusammen?« Die Antwort darauf lässt sich am einfachsten in der Wiedergabe des gesamten Dialogs erschließen:

Teilnehmer: »Ich bin verwirrt mit diesen neuen Dingen und meinen alten Gebeten, die ich gewöhnt bin.«

Arun: »Bleiben Sie weiter dabei.«

Teilnehmer: »Ja, ich füge sie in die Meditation ein, aber sie sind dennoch christlich.«

Arun: »Machen Sie das weiter.«

Teilnehmer: »Ich vermische es.«

Arun: »Nicht vermischen. Sie beten, denn Sie sind eine Christin, und das ist sehr verehrungswürdig. Weil Sie das von klein auf gelernt haben, machen Sie es weiter. Und dann machen Sie die Meditation. Eine Person kann ein Training mit verschiedenen Inhalten bekommen. Allmählich, wenn Sie Yoga und Meditation praktizieren, werden nach und nach eine Menge falscher Sichtweisen von Ihnen genommen werden. Das ist die Funktion dieses Yogas. Yoga lässt den Körper sehr fein werden. Sie gehen zur Kirche, wie Sie es von Kindheit an gewöhnt sind, aber Sie machen auch Yoga in der Abfolge, wie ich es Sie lehre.«

Teilnehmer: »Meine Gebete und meine christlichen Übungen sind sehr wichtig für mich. Ich möchte sie nicht wegwerfen und werde das nie tun.«

Arun: »Yoga lehrt nicht, die Religion zu verlassen. Sie bleiben religiös und machen Yoga. Allmählich werden alle negativen Verhaltensweisen von Ihnen genommen werden, und nur noch die guten Qualitäten werden integriert sein.«

Praxiserfahrung:

Ich übe nun seit zehn Jahren Kundalini Kriya Yoga. Es ist zu einem Teil meines Alltags geworden, den ich nicht mehr missen möchte. Die einfachen, aber sehr strukturierten Körper- und Atemübungen in Verbindung mit dem Singen, Meditieren und den Entspannungsübungen wirken auf körperlicher, geistiger und seelischer Ebene wohltuend. Die vielfältigen Aufgaben im Familien- und Berufsleben lassen sich so leichter bewältigen. Ich genieße das Zusammenleben mit meinem Mann und meinen Kindern sehr und empfinde es als bunt, abwechslungsreich und erfüllt. Meinen christlichen Glauben hat es nicht ersetzt, sondern vertieft und erweitert. Zugleich hat es mich offener werden lassen für andere Religionen und mein Interesse für Menschen aus anderen Erdteilen verstärkt.

Praxiserfahrung:
Tatkraft

Ich engagiere mich in einer Friedensgruppe, die benachteiligte Kinder in der Schule unterstützt, und leite einmal im Monat ein Radioprogramm über politische und ethische Werte in den USA. Ich habe Enkelkinder und viele familiäre Verpflichtungen.
Arun hat mich sehr unterstützt, indem er mir mitteilte, dass mein Sohn nach einem schweren Unfall wieder vollkommen gesund werden würde. Das geschah dann auch. Alles in allem ist Yoga ein wichtiger und inspirierender Teil meines Lebens. Heute kann ich dadurch besser mit Schwierigkeiten umgehen.

Was ist Kundalini?

Kundalini ist die kraftvollste Energie im Universum. Sie erfüllt jedes Atom der Welt und bewegt alles Vorhandene. Sie befindet sich natürlich auch im menschlichen Körper. Bei den meisten Menschen ist diese Energie nicht aktiv, sondern im Ruhezustand. Aber jeder Mensch hat das Potenzial, die Kundalini zu erwecken und sinnvoll einzusetzen. Von allen Geschöpfen hat der Mensch in Bezug auf diese Energie die feinste Wahrnehmungsfähigkeit und eine hoch entwickelte Sensibilität, sowie die Gabe der Zielstrebigkeit. Er kann in verschiedensten Bereichen aktiv werden und die entsprechenden Aufgaben erfüllen. Aber solange sich die Kundalini im Ruhezustand befindet, ist er nicht in der Lage zu erkennen, wer er wirklich ist. In diesem Zustand kann der Mensch nicht in Harmonie mit der Schöpfung handeln. Erst die erwachte Kundalini lässt ihn mit den göttlichen Prinzipien eins werden und sein gottähnliches, unerschöpfliches Potenzial an Fähigkeiten und Kräften entfalten.

Die Kundalini-Energie steckt im menschlichen Körper an einer ganz bestimmten Stelle. Sie befindet sich am letzten Abschnitt der Wirbelsäule, dem Steißbein. Die Kundalini umringt das Ende des Steißbeins in dreieinhalb Windungen. Dort ist diese Energie im energetisch-feinstofflichen Bereich in allen Menschen passiv zugegen.

Die Kundalini besteht aus drei feinstofflichen Kanälen mit den Namen Ida, Pingala und Sushumna. Die feinstofflichen Energiekanäle Ida und Pingala sind links und rechts der Wirbelsäule angeordnet und formen eine Art Zopfmuster um den Mittelkanal Sushumna. Die Pingala befindet sich rechts von der Sushumna, die Ida ist auf der linken Seite dieses Hauptkanals. Beide Seitenkanäle, Ida und die Pingala, werden von der Sushumna kontrolliert.

Das Sanskrit-Wort »kundalini« bedeutet »sich einrollen«. Wenn eine Schlange zusammengerollt auf der Erde liegt, ähnelt ihre Form der Kundalini, die sich in dreieinhalb Spiralen um das Steißbein ringelt. Dabei ist der Kopf der »Kundalini-Schlange« auf die Öffnung des großen feinstofflichen Kanals Sushumna gerichtet.

Die Wirbelsäule weist normalerweise zwei Kurven auf. Eine Biegung ist im Bereich der Lendenwirbelsäule, die andere in der Halsregion. Die Wirbelsäule hat also eine vertikale S-Form und ist nicht gerade. Wenn eine Person aufrecht sitzt, sind diese Biegungen verschwunden. Für Kundalini Kriya Yoga ist es von zentraler Bedeutung, dass die Wirbelsäule aufrecht und gerade ist, sodass die Kundalini in den zentralen Kanälen aufsteigen kann. Es ist dazu nicht nötig, mit überkreuzten Beinen in der Lotos-Position oder in irgendeiner speziellen Körperstellung zu sitzen. Wichtig ist, gerade und in einer bequemen Haltung zu sitzen. Man nennt diese angenehme Haltung Sukh Asana – die Wohlfühlhaltung.

Eine Möglichkeit, die schlafende Kundalini in den feinstofflichen Kanälen Ida, Pingala und Sushumna aktiv zum Fließen zu bringen ist die Anwendung von Kundalini Kriya Yoga. Mithilfe von Übungen und zusammen mit einer disziplinierten Lebensweise führt dieses Yoga durch die Erweckung der Kundalini zur vollkommenen Selbsterkenntnis.

Manchmal kann es aber auch passieren, dass die Kundalini in Personen spontan aktiv wird, ohne dass diese mit der Energie bewusst gearbeitet hätten. Die Kundalini kann beispielsweise während man mit aufrechter Wirbelsäule im Büro sitzt oder während man malt oder musiziert, aktiv werden. Dann bewegt die Person sich als Ergebnis einer aktiven Kundalini nach links und rechts und vorwärts und rückwärts in einer schwingenden Bewegung. Dieses Phänomen verschwindet bald wieder. Während der Yogapraxis, aber auch bei Menschen, die keinen Bezug zu Yoga haben, geschehen bei einer aktivierten Kundalini spontane Bewegungen im Körper, die rückwärts, vorwärts und seitwärts gerichtet sind. Dabei stellen sich oft auch Gefühlsreaktionen wie Weinen, Erregung, Depression oder Schweigsamkeit ein. Dies alles zeigt, dass die Kundalini erweckt wurde. Wenn ein Mensch die Kundalini bewusst erweckt hat und sie willentlich immer wieder erwecken kann, nennt man ihn Yogi. Menschen, die mit den Techniken der Yogakörper- und Atemübungen nicht vertraut sind, benehmen sich möglicherweise anormal, wenn ihre Kundalini unbewusst aktiviert wurde. Sie können beispielsweise in Hochstimmung sein und dann plötzlich in tiefe Depressionen fallen oder sie möchten schweigen und verspüren dabei ein Wohlgefühl.

Meine Erfahrungen mit aktivierter Kundalini:

- Zittern, Beben und Vibrieren im Körper – anfangs nur im rechten Arm, später im ganzen Körper

- Spüren von Energie

- Ich nehme Gerüche und Düfte wahr.

- Während der Meditation dringen in mein Bewusstsein Klänge, Glocken, Rhythmen und Fragmente von Liedern wie aus uralter Zeit, deren Silben ich formen kann.

- Manchmal nehme ich einen kalten Windhauch wahr, ein anderes Mal fühle ich kalte Schauer, die durch meinen ganzen Körper rinnen.

- Manchmal tauchen Bilder und Ideen auf.

- Oft sehe ich ein sehr helles, strahlendes weißes Licht, das sich ausbreitet, und/oder Farben.

- Ich spüre Klarheit in meinen Gedanken.

Praxiserfahrung:
Beobachtungen während des Kundalini-Kriya-Yoga-Übens

Manchmal höre ich hohe Töne und das Geräusch eines leichten Windzuges. Oft fühle ich einen leichten »Anstubser« von der Seite, der sich dann im Körper ausbreitet. Manchmal sehe ich durch meine geschlossenen Augen plötzlich helles Licht.
Ich fühle mich durch Kundalini Kriya Yoga und von meinem Kundalini-Kriya-Yoga-Lehrer reich beschenkt, obwohl ich mich auch für viele andere spirituelle Wege interessiere. Das Erlebnis des Kundalini Kriya Yogas ist einzigartig.

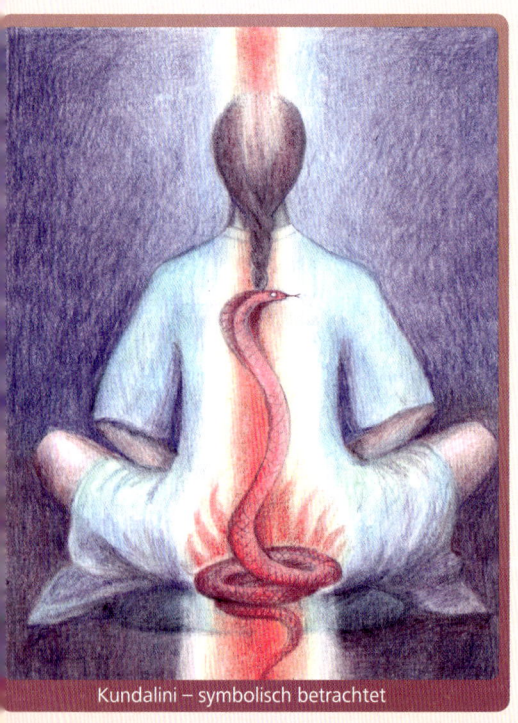
Kundalini – symbolisch betrachtet

Hilfe bei erwachter Kundalini

Ein unkontrolliertes Erwachen der Kundalini kann man durch die folgende Entspannungstechnik wieder unter Kontrolle bringen:

Ein Lehrer oder ein Helfer berührt mit der Spitze seines Mittelfingers (Bild 1) oder mit dem zweiten Glied des Mittelfingers (Bild 2) bei der Person die Mitte zwischen den Augenbrauen.

Dabei streicht der Helfer mit der anderen Hand über den Kopf bis hinter das Scheitelzentrum und von dort aus über die Wirbelsäule nach unten bis zum unteren Rücken und dem Steißbein (Bild 3).

Diesen Vorgang wiederholt er drei- bis viermal.

Dann fordert er die Person auf, Entspannungsübungen zu machen oder in Savasana zu gehen.*

* Die Techniken dazu können Sie im Kapitel Entspannungsübungen, ab S. 174 nachlesen.

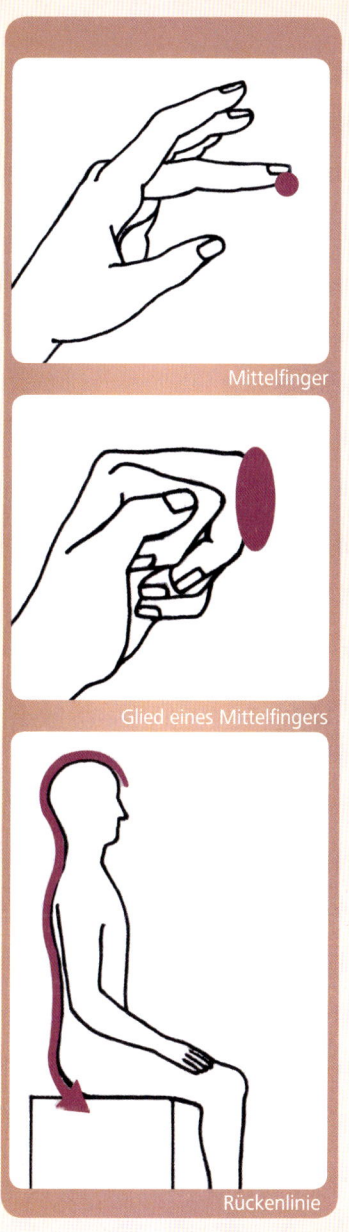

Mittelfinger

Glied eines Mittelfingers

Rückenlinie

Die Kundalini-Energie befindet sich nicht nur in jedem Menschen, sondern ebenso in allen Tieren, sogar in Insekten. Tiere sind jedoch nicht in der Lage, sie zu aktivieren oder zu nutzen. Jedes Tier hat besondere Eigenschaften und ist mit einer einzigartigen Gabe ausgestattet. Vögel können fliegen, und Elefanten haben einen hoch entwickelten Geruchssinn. Auch jeder Stein hat ein ihm innewohnendes Leben. Aber nur der Mensch allein als das am weitesten entwickelte Geschöpf der Evolution hat die besondere Fähigkeit, die Kundalini-Energie in sich zu entfachen.

Es gibt viele verschiedene Interpretationen, aber auch viele Fehlinterpretationen in Bezug auf die Kundalini. Es ist erstaunlich, wie weit weg die Menschen im Allgemeinen von dem realen Verständnis der Kundalini sind. Nahezu alles Wissen über die verschiedenen Formen der Kundalini-Praxis wurde durch Indiens ältesten spirituellen Weg, den Sanatana Dharma, und von Lehrern aus längst vergangenen Zeiten vermittelt. Diese Methode zur Aktivierung der Energie ist also beinahe verloren gegangen. Nur wenige Menschen wissen heute tatsächlich noch, wie man die Kundalini aus ihrem schlafenden Zustand erwecken kann.

Weil nur so wenige darüber Bescheid wissen, ist es nicht einfach, Menschen mit profunden Kenntnissen zu finden. Es ist schwierig, kundige Personen mit wirklichem Expertenwissen in Kundalini Kriya Yoga zu identifizieren. Man kann einen Guru nicht an äußeren Kennzeichen erkennen. Trotzdem sollen hier einige Merkmale aufgeführt werden, mithilfe derer man einen Experten im Kundalini Kriya Yoga erkennen kann:

Sie denken schlicht. Wenn sie gehen, gehen sie gerade. Wenn man die Sohlen ihrer Schuhe betrachtet, sind diese flach. Ihre Wirbelsäule ist gerade. Alle Bedürfnisse stillen sie im Einklang mit der Natur. Ihr Benehmen ist sehr einfach und direkt wie das eines Kindes. Ein Yogi kann die Energiezentren und damit die Elemente nach seinem Willen beeinflussen. Aus diesem Grund ist ein Yogi im Allgemeinen gesund, fühlt sich wohl und führt ein glückliches Leben – auch bei materiellem Mangel.

Wenn ein Mensch seine ihm innewohnende Kundalini mithilfe von Kundalini Kriya Yoga in Bewegung versetzt, kann er erkennen, welche physischen und geistig-seelischen Fähigkeiten in ihm stecken. Die Methode verhilft ihm als Individuum zu einem spirituellen Entwicklungsprozess und gibt ihm Einsicht in seine wahre Natur. Das ist sowohl zur Linderung menschlichen Leidens als auch für den Fortschritt zum Wohl der Menschheit notwendig. Die Aktivierung der Kundalini hat große Künstler, Wissenschaftler und Menschheitsführer auf ihren Weg geführt und ihnen Zugang zu ihrem tiefsten inneren Wissen verschafft. Die Methode des Kundalini Kriya Yoga vertieft jede Form religiöser Praxis. Sie ist ein Teil der menschlichen Wissenschaft, mit deren Hilfe sich der einzelne Mensch zu seiner eigentlichen Größe entwickeln kann.

Praxiserfahrung:

Ich litt lange Zeit unter sehr starken Kopfschmerzen. Während eines Seminars mit Arun »brummte mir wieder einmal der Schädel«. Da berührte Arun meinen Kopf und sang ein Mantra. Im Laufe des Tages registrierte ich irgendwann verwundert, dass meine Kopfschmerzen verschwunden waren.

Nach einem halben Jahr meldeten sie sich erstmals wieder und treten seither nur noch äußerst selten auf. Bei einem späteren Seminar mit Arun fragte ich ihn, ob er mich von meinen Schmerzen befreit hätte. Er schaute mich mit seinem durchdringenden und wissenden Blick an und nickte – keine großen Worte. Ich aber war von einem langen Leiden geheilt worden.

Praxiserfahrung:

So ganz genau weiß ich nicht mehr, wann ich mit Kundalini Kriya Yoga begonnen habe. Es muss wohl in der Mitte des Jahres 2000 gewesen sein. Ich bin ein disziplinierter Mensch, und wenn ich Yoga machte, habe ich es täglich geübt. Es gab dennoch immer wieder Phasen, in denen ich wochenlang kein Yoga praktizierte. Das war aber nur in den ersten beiden Jahren der Fall. In dieser Zeit hat mir Yoga einfach gutgetan, mich entspannt und mir Kraft für den Tag gegeben. Anfang 2003 begann dann in mir der Prozess der Kundalini-Erweckung. Mein Nervensystem vibrierte plötzlich. Alles ging viel schneller – das Reden, das Denken, die Verdauung. Ich fühlte mich, als würde mein Körper unter einem enormen Stress stehen. Immer wieder brausten Schmerzwellen durch meinen Körper, und ich brauchte ein paar Wochen, um festzustellen, dass es sich bei diesen Empfindungen um meine Kundalini-Erweckung handelte. Die Gefühle wurden viel intensiver. Emotional geriet meine Welt aus den Fugen. Ich war nicht mehr die, die ich vorher gewesen war. Früher war ich immer ruhig und gelassen, und plötzlich war ich nervös und hatte starke emotionale Schwankungen. Zu diesem Zeitpunkt konnte ich Yoga erst einmal gar nicht ausüben. Arun sagte mir schließlich, dass ich nur die Entspannungsübung machen solle. Das hat mir auch gutgetan. Ich bin oft mitten in der Nacht aufgewacht, und mein Herz raste wie wild. Angst hatte ich in solchen Situationen nie, weil ich mich immer in Gott geborgen fühlte. Mir konnte ja nur passieren, dass ich zu IHM gehe. Deshalb verspürte ich keine Angst. Die Empfindungen haben mich nur am Schlafen gehindert. Ich schlief meist nur vier bis sechs Stunden, weil ich viel damit beschäftigt war, diese Energie in meinem Körper mit Maßnahmen wie einem Entspannungsbad, Lavendelöl oder mit Atemübungen und Mantren zu beruhigen. Das hat etwas geholfen.

Praxiserfahrung:
Aus dem Brief einer Yogaschülerin nach zehn Jahren Yogapraxis

Mir wird mehr und mehr bewusst, welchen großen Segen du in mein Leben gebracht hast. Ich mache täglich so gut ich kann Yoga, und es hilft mir, ein Leben in Frieden und Harmonie zu führen.
Sicher, mir ist auch bewusst, dass ich im Yoga mehr Fortschritte gemacht haben könnte, andererseits danke ich Gott jeden Tag für dieses Geschenk. So nütze ich die Gelegenheit, um dir aus tiefstem Herzen für all deine Liebe und Geduld zu danken. Ich weiß, dass ich oft eine schwierige Schülerin bin, weil ich immer Erklärungen und Begründungen brauche, statt einfach zu vertrauen.

Was bewirkt die Praxis des Kundalini Kriya Yogas?

Gesundheit

Heutzutage sind die Menschen starkem äußeren Druck ausgesetzt. Sie arbeiten viel in Beruf und Familie, und sie nehmen sich zu wenig Zeit, um Körper, Geist und Seele zu entspannen. Dadurch sind sie anfälliger für Krankheiten. Mit Kundalini Kriya Yoga kann man sich von vielen Krankheiten befreien. Manche Krankheiten können geheilt, andere immerhin gelindert werden. Kundalini Kriya Yoga reguliert die lebenswichtigen Funktionen der Körperorgane auf angemessene Weise. Es ermöglicht die kontrollierte Ausschüttung von Hormonen. Der Stoffwechsel des Körpers wird ausbalanciert. So kann der Mensch gesund und der Geist vom Druck negativen Denkens befreit werden.

Erfolg

Die meisten Menschen wünschen sich, dass sie ihr Leben meistern. Sie möchten ihre Existenz sichern, am besten mit einem Arbeitsbereich, in dem sie ihre eigenen Fähigkeiten und Interessen verwirklichen können. Viele wollen eine Familie gründen und in erfüllenden Beziehungen leben. Zusätzlich möchten viele von ihnen noch ihren Willen schulen und besondere Bewusstheit erlangen. Alle diese Ziele sind mit Kundalini Kriya Yoga leichter erreichbar.

Harmonie

Die Meditation hilft dem Yogaübenden, sich selbst zu erfahren und sich selbst zu bejahen. Durch die Yogapraxis lernt man, die Regeln für ein rücksichtsvolles Miteinander (Yama Niyama) immer besser umzusetzen. Auf diese Weise entwickelt sich Harmonie, mit dem Inneren, mit anderen, mit der Natur und mit der eigenen Tiefe.

Selbsterkenntnis

Kundalini Kriya Yoga ist eine Methode, mit der die ruhende Energie zur Aktivität erweckt wird. Dadurch entsteht ein großes Potenzial an spirituellen und an physischen Fähigkeiten. Der Mensch findet mithilfe der Kundalini zu seiner wahren Identität. Das Ziel des Yogas im Sanskrit, »atma bhuto bhavah«, bedeutet »sich selbst erkennen«. Kundalini Kriya Yoga ist der Pfad, auf dem man dieses Ziel, durch innere Erweckung Selbsterkenntnis zu erfahren und das innere Potenzial zu entfalten, erreichen kann.

Praxiserfahrung:
Was hat sich geändert in meinem Leben?

Mein Denken ist klarer geworden. Ich sehe mich selbst vermehrt aus der beobachtenden Perspektive und erlange manchmal blitzartige Erkenntnisse von Zusammenhängen und von Ursachen. Das Gefühl, von Höherem gelenkt zu werden und von innerer Führung, nimmt zu. Der Instinkt für psychische Gefahrensituationen wächst ebenso wie die Kraft zu deren Abwehr.
Ich habe mehr guten Willen, mehr Mitgefühl, mehr Verständnis und Toleranz und mehr Liebe. Geistige Möchtegern-Höhenflüge sind der Erkenntnis gewichen, dass der Entwicklungsprozess zunächst durch ein Tal der Tränen führt und ich nie weiter sehen kann als bis zum nächsten Schritt.
Der mutige Blick in den inneren Spiegel lässt mich zunehmend auch meine zahlreich vorhandenen Mängel erkennen. Das führt manchmal zu Verzagtheit

und in der Folge zu einigen dunklen Stunden, in denen das erniedrigte Ego Schmerzen erleidet. Aber dadurch habe ich erkannt, dass übermäßige Selbstkritik schädlich ist. Manchmal fühle ich dann so eine große Sehnsucht nach der Einheit mit Gott, dass ich weinen muss.

Ich spüre darüber hinaus, dass ich die Dinge des Lebens vermehrt vom Herzchakra aus steuere, und habe davon ausgehend das Vertrauen, richtig zu denken, zu handeln und zu fühlen. Natürlich kippe ich noch oft aus dieser Mitte heraus, aber ich komme durch Yoga zunehmend schneller wieder in diese Balance zurück.

Aufgrund von Worten oder Taten von Menschen meiner engsten Umgebung verletzt zu sein, kommt immer noch vor, doch manchmal gelingt es mir, die Verletztheit zu transzendieren, und dann sehe ich die Bedürftigkeit und Not meines Gegenübers. Das vermehrt mein Verständnis für die Mitmenschen. Wenn ich spüre, dass versteifte Vorstellungen und Denkmuster zu inneren Verkrampfungen führen, kann ich jetzt häufiger sofort loslassen. Der Druck im Herzen zwingt mich dazu. Das ist ein herrliches Gefühl der Befreiung, und Leichtigkeit strömt durch mein Gemüt.

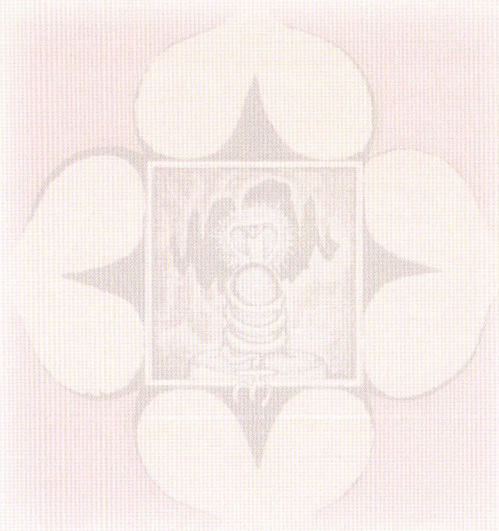

Praxiserfahrung:
Meine Erfahrungen mit Yoga sind

- Das Yoga, das Üben und die Meditation geben mir Halt und Struktur für das tägliche Leben – so, wie das Skelett dem Körper.

- Das Gefühl des Verlorenseins findet einen Anker.

- Die Meditation bringt mich ins Hier und Jetzt, ins Freie, weg vom Gestern und vom Morgen.

- Schafft man es, die eigene Trägheit mit regelmäßigem Üben zu überwinden, gewinnt das Leben an Basis und Substanz. Ein Gefühl von innerer Fülle, Ausgeglichenheit und sinnvoller Distanz stellt sich ein.

- Es fällt leichter, die alltäglichen Dinge und Verpflichtungen zu erledigen, weil man stärker getragen wird. Wiederkehrende Besinnung hilft, mehr Abstand von emotionalen Verstrickungen zu gewinnen. Die Atmung und die Energie fließen leichter und die Gedanken werden ruhig und auf das Wesentliche und das Essenzielle gelenkt. Die Gedanken verlieren ihren Fokus und schweifen ab von dem, was mir missfällt, mich bindet, was mich ärgert, hin zu innerem Frieden, hin zu dem, was mich fördert und verbindet.

- Die Entspannungsübung, bei der man zum Schluss alle diejenigen oder dasjenige segnet, mit dem man zurzeit nicht so gut zurechtkommt, bringt positiven, förderlichen Zugang zu sich selbst. Das Segnen entfaltet eine spürbar verbesserte Energie, es gibt Wärme und stärkt die Verbindung, anstatt die Barrieren höher zu bauen.

- Durch das regelmäßige Üben und Meditieren fühlt man sich mehr verbunden mit dem Hellen, statt angebunden an alles (Un-)Mögliche und Bedrückende zu sein.

- Mantren zu singen, fühlt sich im Körper an wie ein Tropfen, der in ein ruhiges Wasser fällt und durch kreisförmige Ringe leise, sachte Wellen erzeugt.

- Das Atmen entfaltet mehr Raum.

- Das gemeinsame Üben schafft eine zusätzliche Dimension: die Verbindung mit dem Leben, den Menschen und den guten Kräften.

Anmerkung:
Bei berufstätigen Müttern mit all ihren täglichen Aufgaben und Verpflichtungen reicht die freie Zeit oft nicht aus, um den ganzen Zyklus des Yogas zu durchlaufen, weil es dazu einer hohen Disziplin und der Routine bedarf. Doch beispielsweise allein schon die Waschung am Morgen, das Singen der Mantren im Auto, das konzentrierte Atmen in einer Pause, eine Meditation am Morgen oder am Abend oder eine Entspannungsübung erhalten die Verbindung zur Essenz des Lebens.

Chakren –
Die Energiezentren

Was sind Chakren?

Im Sanskrit bedeutet »chakra« (sprich: tschakra) »Ring, Kreis, Rad oder Scheibe«. Im Yoga verbindet man mit dem Wort Chakra die Vorstellung von kraftvollen Energiewirbeln auf der feinstofflichen Ebene. Im folgenden Text wird mit Chakra auch ein Energiezentrum bezeichnet. Ein Chakra ist eine stabile Instanz im Körper. Die Symbole für die Chakren sind je nach innerem Empfinden und Zustand von Person zu Person verschieden. Deshalb gibt es Chakrabeschreibungen mit unterschiedlichen Farben und Formen. Sie spiegeln die individuellen Erfahrungen von Personen wider, die die Chakren in ihrer Meditation beobachtet haben.

Im menschlichen Körper gibt es zwischen 60 000 und 80 000 kleine Energiekanäle, die als Nadis bezeichnet werden. Es ist nicht notwendig, diese Nadis gesondert zu beobachten, denn sie werden jeweils von einem der acht Meisterchakren geleitet und koordiniert. Die acht Hauptchakren sind mit einer Leitstelle verbunden, dem Guruchakra.

Die Chakren befinden sich in den Gewebestrukturen des Körpers, nicht in der Wirbelsäule. Nur die Wurzel eines Chakras steckt ebenso wie die Wurzel der Kundalini in der Wirbelsäule. Die Kundalini-Energie durchfließt die Räume zwischen den einzelnen Wirbeln. Der linke und der rechte Kanal der Kundalini, Ida und Pingala, überkreuzen sich regelmäßig über dem zentralen Hauptkanal Sushumna. An jedem dieser Berührungspunkte der Kanäle liegt ein Hauptchakra.

Ein solcher Energiewirbel ist physikalisch und chemisch nicht messbar. Deshalb bezeichnet man ihn als feinstofflich. Die Wirkungen der Chakren sind allerdings erkennbar. Wir spüren diese ganz real. Wenn wir uns wohlfühlen oder nervös sind, hängt dies mit dem Zustand unserer Energiezentren zusammen. Ebenso sind Krankheit, Depression, Zufriedenheit, Misserfolg oder kreative Leistung auch auf die Aktivität der Chakren zurückzuführen.

Chakren als Energiezentren der Elemente

Ein Chakra dient als Energiespeicher. Die verschiedenen Energien der Chakren entsprechen den fünf Elementen, aus denen unsere Welt besteht: Erde (phrithvi), Wasser (jala), Feuer (agni oder pavaka), Luft (vayu). Aus der Sicht des Yogas zählt auch noch das feinstoffliche Element Himmel oder Äther (akasha oder gagana) dazu.

Die Energie dieser fünf Elemente formt auch den menschlichen Körper. Jedes Element befindet sich in jeweils einem Energiezentrum. Ihre Eigenschaften und die durch sie hervorgerufenen Verhaltensweisen entsprechen den Naturgesetzen und wirken auch genauso im menschlichen Körper. Dort wird Energie entsprechend der Charakteristik des jeweiligen Chakras gespeichert, verteilt und umgewandelt.

Sicherlich hat jeder Mensch schon einmal für die unterschiedlichen Erscheinungsformen der Schöpfung Bewunderung empfunden. Wie kam es zu dieser phänomenalen Vielfalt, in all ihren unendlichen Varianten an Formen, Gestalten und Proportionen? Die Großartigkeit all dessen erfüllt uns immer wieder mit Ehrfurcht: So komplex und doch einfach, so präzise und doch so farbig, so vollkommen und doch so paradox. Alles Leben auf diesem Planeten existiert nur durch das Zusammenwirken der fünf einzigartigen Kräfte, die Elemente des Lebens. In den althergebrachten, vedischen Texten wurden schon vor langer Zeit die umfassenden Eigenschaften dieser fünf Kräfte beschrieben. Sie werden darin treffend panca-maha-bhutas, die »Fünf großen Wesen«, genannt.

Man bezeichnet Kundalini Kriya Yoga auch als »Das Wissen von den Elementen«, weil die meditative Betrachtung mit dem Inneren Auge dem Übenden Klarheit über die Position der Elemente im Körper verschafft. Diese meditative Beschäftigung mit den Elementen offenbart nach und nach einen Weg, diese in unserem Inneren in Abhängigkeit von den Erfordernissen und Bedürfnissen der Energiezentren zu beeinflussen und zu kontrollieren. Wenn man Kundalini Kriya Yoga regelmäßig ausübt, ist man in der Lage, die Anordnung, die Art und Weise, sowie die Speicherung der Elemente im Körper zu erkennen. Darüber hinaus erfährt der erfahrene Yogaübende ihre Farben, ihre Gestalt, ihr Verhalten, ihre Interaktion mit der Kundalini, sowie die sich ergebenden Möglichkeiten und deren Risiken bezüglich dieser Energie.

Unser Universum besteht aus den genannten fünf Elementen. Alle Geschöpfe entwickeln sich genau wie die Elemente von den feineren hin zu den gröberen Formen in einer absteigenden Ordnung: Aus Himmel/Äther wird Luft, die zu Feuer wird, das wiederum zu Wasser wird, das letztlich zu Erde wird.

Himmel, Wind, Sonne, Meer und Erde sind als Repräsentanten der Elemente eine Realität in uns selbst, denn sie verkörpern jeweils ein ganz bestimmtes Energiezentrum mit seinen einzigartigen Qualitäten.

Jedes Element hat seine speziellen Verbindungen zum menschlichen Körper und zu bestimmten Organen. Die Beschaffenheit und Position eines Elements im Körper beeinflussen daher die Art und Weise, wie wir physisch und emotional auf äußere Einflüsse und auf die Kräfte der Natur reagieren.

Akasha – Äther/Himmel

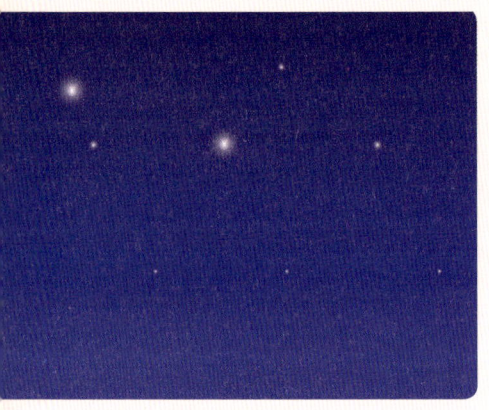

Äther heißt im Sanskrit »akasha«. Dies bedeutet »Ursprung, Raum und Quelle«. Äther ist der Raum, in dem alle Dinge geschehen und ihren Ursprung haben. Das Element Äther wirkt auf die ganze Erde und alle Planeten. Äther ist einzigartig, denn er hat nur diesen einen Wesenszug: Er ist unsterblich, unendlich, ewig und überschreitet in seiner Unbegrenztheit das menschliche Begriffsvermögen. Akasha ist der Träger des Klanges, ob dieser nun vom Menschen gemacht oder anders erzeugt wurde. Wir Menschen tragen auch in den Hohlräumen des Körpers, im Mund, in der Lunge, im Verdauungstrakt und im Gehirn, Äther/Akasha in uns.

Vayu – Luft

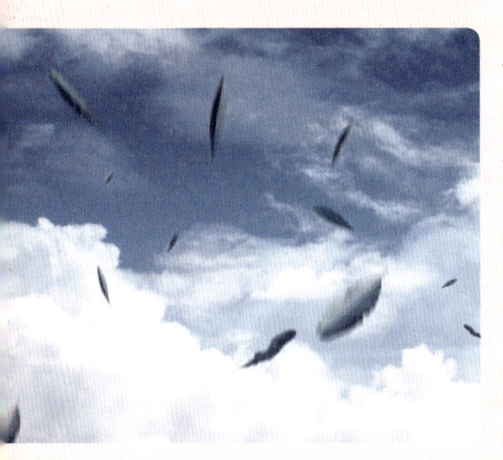

Luft oder Wind, im Sanskrit »vayu« genannt, verleiht allem Lebendigen seine Lebenskraft. Es ist Vayu, der in der Erdatmosphäre präsent ist und dadurch das Leben erst möglich macht. Wir atmen Vayu ein und aus. Vayu berührt uns auf die verschiedensten Weisen: als Stille, als sanfte Brise oder als Sturmwind. An unterschiedlichen Orten »fühlt« sich dieses Element anders an – frischer in einem Regenwald, eine Spur salzig am Meer oder herzhaft im Gebirge. Die Bewegungen unserer Muskeln, unser Herzschlag, die Ausdehnung und Kontraktion der Lunge und ebenso unsere Verdauung werden alle vom Element Luft beeinflusst.

Agni – Feuer

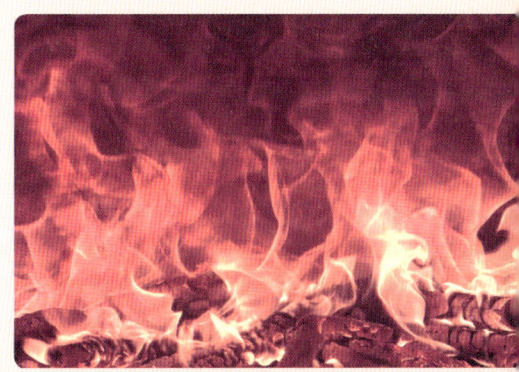

Feuer, Hitze und Energie heißen im Sanskrit »agni«. Die Sonne ist die Hauptquelle des Elements Feuer. Alle Wesen, Bäume und Pflanzen sind in ihrer Existenz von der Sonne abhängig. Agni zeigt sich aber auch im Kerzenlicht oder als Blitz am Himmel. Durch sein Licht können wir sehen. Das Feuer in uns hilft uns, Leidenschaft, Wärme und Zuneigung auszustrahlen. Das Element Feuer stärkt unsere Intuition und unser Mitgefühl. Es manifestiert sich auch in unserem Stoffwechsel und in unserer Körpertemperatur.

Jala – Wasser

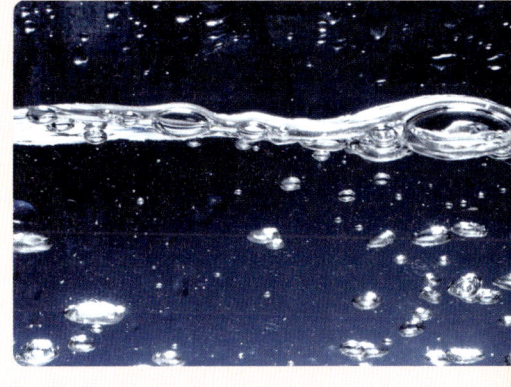

Wasser heißt im Sanskrit »jala« (sprich: »dschal«). Kein Leben kann ohne Wasser existieren. Wasser enthält Sauerstoff, also die Lebenskraft des Atems. Es symbolisiert den Wandel. Wasser hat die Fähigkeit, jegliche Gestalt anzunehmen – abhängig von dem Gefäß, in das man es gießt. Es fließt leicht um jedes Hindernis herum, durchdringt aber mit der Zeit auch den härtesten Stein. Es kann Verbindungen herstellen und Stoffe sammeln und auflösen. Die Weisheit des Wassers ist Ehrfurcht gebietend. Seine Funktionen und seine Bewegungen in der Außenwelt sind die gleichen wie die in unserem Körperinneren und den Organen. Wasser ist unser Leben, weil es den größten Teil unserer vitalen Körperflüssigkeiten ausmacht.

Prithvi – Erde

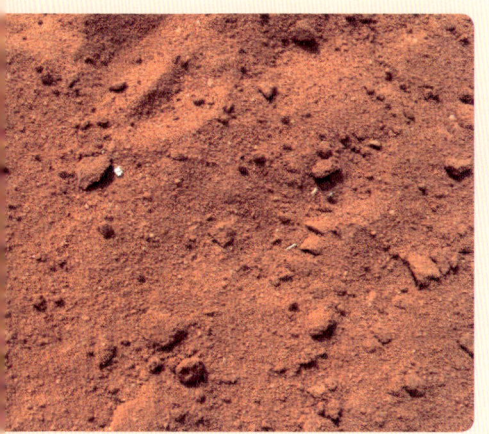

Erde heißt im Sanskrit »prithvi«. Jeder einzelne Mensch ist für sich genommen ein Mikrokosmos. Unser Körper ist Erde. Von allen fünf Elementen ist die Erde das machtvollste. Dort, wo sie ist, kommen alle fünf Elemente zusammen.

Wir erleben in uns das Zusammenspiel der fünf Elemente Äther, Luft, Feuer, Wasser und Erde. Sie kommunizieren in uns über die fünf Sinne: Hören, Tasten, Sehen, Schmecken und Riechen. Durch sie erfahren wir die Erde und die äußere Welt. Nach unserem Tod existiert außer der Erde in Form von Knochen und Asche von uns kein anderes Element mehr.

Elemente und Farben

Die fünf Elemente sind für uns in verschiedenen Farben sichtbar, weil sie die Ausflüsse, die Verdichtungen und die Niederschläge der kosmischen Farben des Regenbogens sind. Wir sind auch in hohem Maß empfänglich und ansprechbar für den Hauptwesenszug unseres Planeten: die Farbe.

Die Elemente sind die Grundlagen aller Farben, die wir um uns herum sehen. Die Energiefelder umgeben uns und alles Lebendige im Universum mit einer Aura aus kosmischen Farben. Sie sind in verschiedenen Qualitäten vorhanden und variieren abhängig von dem Verhältnis und der Ausgewogenheit, in der sie vorhanden sind.

Die Elemente sind in ihrer farbigen Ausprägung besonders in unserem Ätherkörper sichtbar, in dem, was wir auch Aura nennen. Sie enthüllen Informationen über unseren physischen, emotionalen, mentalen, spirituellen und karmischen Zustand. Durch Meditation kann man einen flüchtigen Blick von diesen fünf faszinierenden, überirdischen, farbigen Kräften, die in uns und im Universum lebendig sind, erhaschen. Die meditative Suche hilft uns auch, die Harmonie und das gesundheitliche Gleichgewicht jederzeit aufrechtzuerhalten.

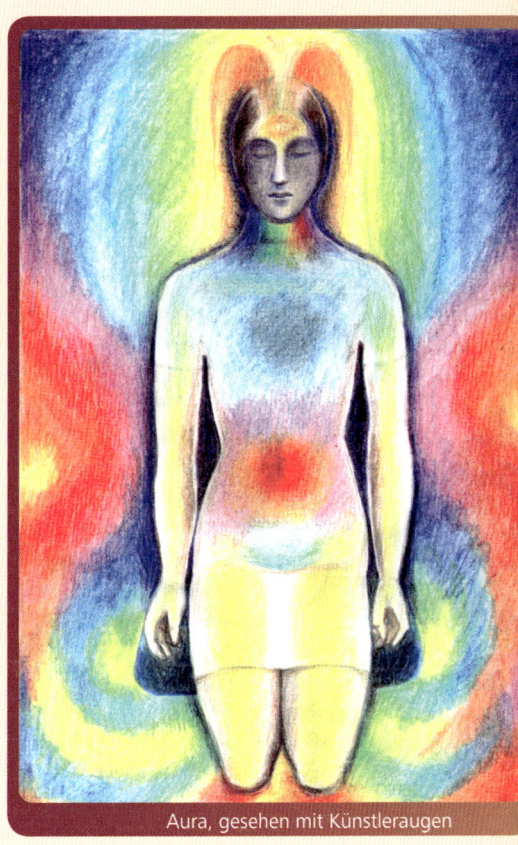

Aura, gesehen mit Künstleraugen

Arbeit mit der Elementenergie

Die fünf Elemente befinden sich, wie schon erwähnt, in ganz bestimmten Proportionen im Inneren unseres Körpers. Die angemessene und harmonische Verteilung dieser Energien im Körper ist essenziell für ein ausgewogenes Leben und für unsere Gesundheit.

Um Körper, Geist und Seele gesund zu erhalten, ist ein ganz bestimmtes Verhältnis der gespeicherten Elementenergien in den Chakren nötig. Wenn ein Element in einem Chakra nicht vollständig oder ausreichend vertreten ist, geht das energetische Gleichgewicht verloren, und es kommt zu Störungen im Wohlbefinden der Person.

Yogis betrachten jeden Menschen als die höchste Kreatur Gottes und als gottähnlich. Leider erkennen wir Menschen dieses vollkommene Potenzial nicht immer, denn wir verstellen uns selbst die Sicht auf unsere Göttlichkeit. Wir bauen Barrieren auf, die uns vom Göttlichen trennen. Diese sind Hochmut, Gier, Ärger, Sucht und Angst. Sie alle verdunkeln das Licht im Körper. Negative Selbstbezogenheit und Egoismus lassen uns nicht erkennen, wie einmalig wir selbst sind. Unser unachtsamer Lebenswandel verhindert die energetische Ausgewogenheit der Elemente in den Chakren.

Das Ziel im Kundalini Kriya Yoga ist es, sich selbst im Alltag bewusst zu sehen und dementsprechend zu leben. Selbsterkenntnis befreit von der Blindheit, die zu lebensfeindlichen Entscheidungen führt, und sie hilft, in Frieden mit sich und der Welt zu leben.

Der Yogaübende nähert sich diesem Ziel, indem er sich in der Meditation auf die Chakren konzentriert. In seiner inneren Schau verbindet er auftauchende oder projizierte Farben und Formen mit den Empfindungen der Körperregion, in denen sich das zugehörige Chakra befindet. Durch die Meditation wird der Speicher des Chakras mit dem fehlenden Element gefüllt. Ein im Kundalini Kriya Yoga Kundiger ist deshalb fähig, mithilfe einer Meditation die Chakren zu kontrollieren und Wohlbefinden und Harmonie aufrechtzuerhalten.

Wenn wir uns auf den Weg zur Einheit mit Gott begeben, dienen die Chakren uns als Wegweiser. Durch regelmäßige Meditation bringen wir Licht in die acht Hauptchakren. Diese werden vom Guruchakra kontrolliert. Ehe wir Gott begegnen können, treffen wir auf das Guruchakra. Es ist unser »Guru« – unser Lehrer. Wörtlich bedeutet »Guru« »der, der die Dunkelheit vertreibt«. Erst wenn ein Mensch sehr viel Licht aufnehmen kann, ist er reif für die Erleuchtung und damit für die Vereinigung mit dem Höheren Selbst.

Die Arbeit mit den Chakren ist eine Technik, um ein langes Leben bei guter Gesundheit führen zu können und die göttlichen Kräfte der Spiritualität in einer Person zu erwecken.

Praxiserfahrung: Sympathie

Manchmal glaube ich, dass sich durch Yoga auch meine Beziehungen zu meinen Mitmenschen verändert haben. Menschen fand ich schon immer faszinierend. Jetzt spüre ich aber noch mehr Mitgefühl in mir. Es ist unglaublich, wie sich dadurch auch meine Gefühle für die nicht unbedingt sympathischen Zeitgenossen »geändert« haben. Wie sie sich mit ihren Hoffnungen und Ängsten, ihrem Mut und ihrer Verzweiflung durchs Leben kämpfen, löst in mir oft Hochachtung aus. Und wenn ich den richtigen Abstand wahre, finde ich sogar diese ehemaligen »Nervensägen« sympathisch.

Die Hauptchakren

Allgemeine Bezeichnung der Zentren

1. Wurzelzentrum – Muladhara
2. Sakralzentrum – Svadhishthana
3. Nabelzentrum – Manipura
4. Herzzentrum – Anahata
5. Kehlzentrum – Vishuddha
6. Augenbrauenzentrum – Ajna
7. Scheitelzentrum/Kronenzentrum – Sahasrara
8. Guruzentrum
9. Binduzentrum

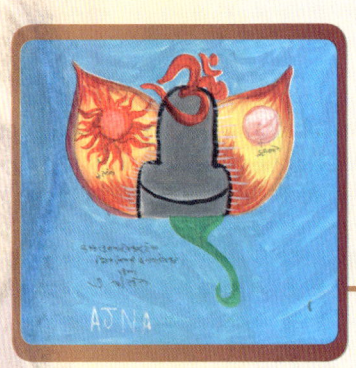

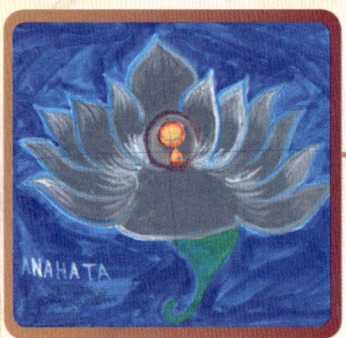

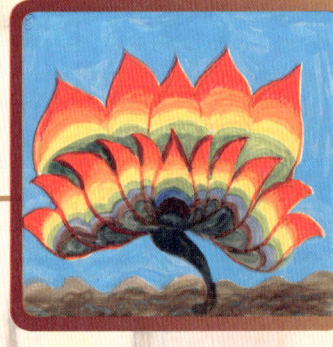

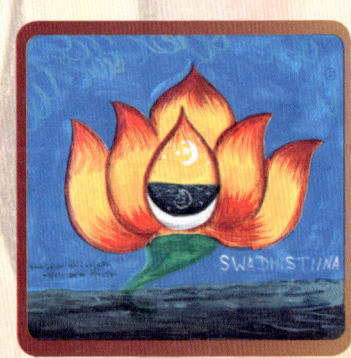

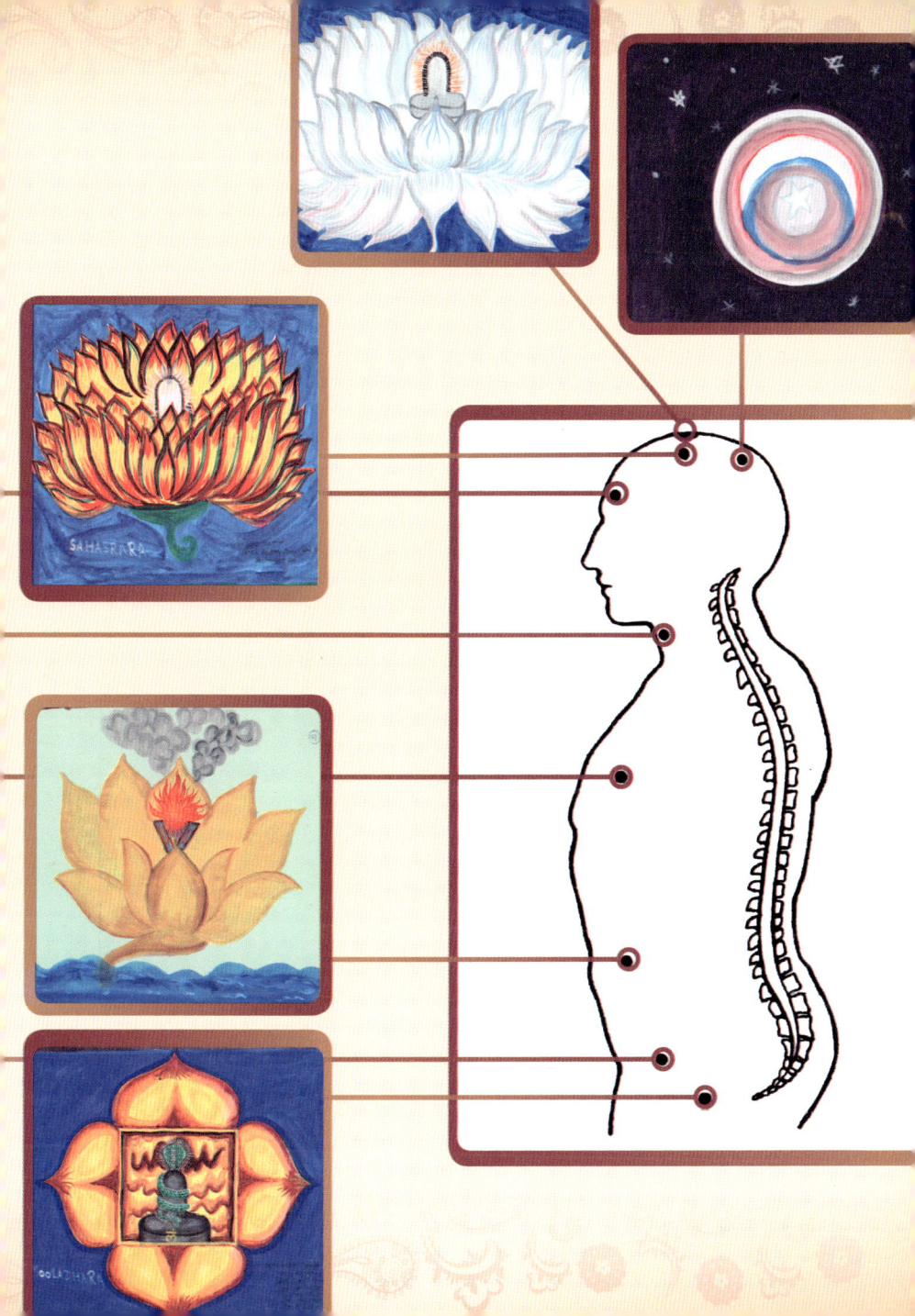

Zugehörigkeit der Zentren

Rudrchakren:
Wurzelzentrum, Sakralzentrum und Nabelzentrum

Die untersten drei Chakren gehören zu einer kosmischen Kraft, die als »rudr« bezeichnet wird. Diese Chakren sind zuständig für Geburt, für Tod und für alle Taten der Person im Leben und wirken dementsprechend.

Vishnuchakren:
Herzzentrum, Kehlzentrum, Augenbrauenzentrum

Diese Energiezentren, die zur kosmischen Kraft »vishnu« gehören, sind verantwortlich für das Wohlergehen und für die Schwingungen des Wohlgefühls. Sie sorgen für Harmonie im Einzelnen und in der Gesellschaft. Das Augenbrauenzentrum ist wichtig für die Meditation.

Brahmachakren:
Sahasrara-, Guru- und Binduzentrum

Das sind die Energiezentren, die zur kosmischen Kraft »brahma« gehören. Sie verbinden den Einzelnen mit der Weisheit des Allmächtigen. Sie erlauben es, sich selbst zu erkennen und den göttlichen Funken wahrzunehmen.

In der Yogaliteratur werden die Chakren sehr unterschiedlich dargestellt. Das hängt mit der Sensibilität der Autoren zusammen und mit der Stufe, die sie in ihren Meditationen erreicht haben. Um Irrtümer und Fehlinterpretationen auszuräumen, werden die Chakren hier genauso beschrieben, wie der berühmte Yogi und Autor Patanjali sie der Welt hinterlassen hat.

Das Wurzelzentrum (Muladharachakra)

Element: Erde

Position im Körper: Das Zentrum befindet sich im Damm zwei Finger vor dem Anus.

Bildsymbol: Das Zentrum wird als goldgelbe Tafel beschrieben. Es duftet nach Lotos und erinnert gleichzeitig an den Elefanten, welcher der indischen Gottheit Lord Ganesha nahesteht. Weitere Symbole für das Wurzelzentrum sind ein Lingam, ein Phallussymbol, als Zeichen der Kraft des göttlichen Schöpfers, das von einer Schlange, als Symbol für die Kundalini, umwickelt ist, und vom Symbol für die weibliche Schöpferkraft getragen wird. Das kurze Bija-Mantra dieses Chakras ist »lang bijam«.

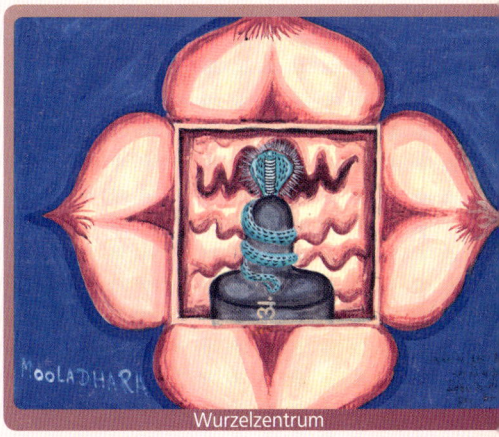
Wurzelzentrum

Fähigkeiten und Eigenschaften: Das Wurzelzentrum vertritt das Element Erde. Wenn man sich in seiner Meditation auf dieses Chakra fokussiert, verleiht dies Gesundheit und schützt vor Erkrankungen.

Einfluss auf: Rektum und Dickdarm, Nervengeflechte von Steißbein und Kreuzbein

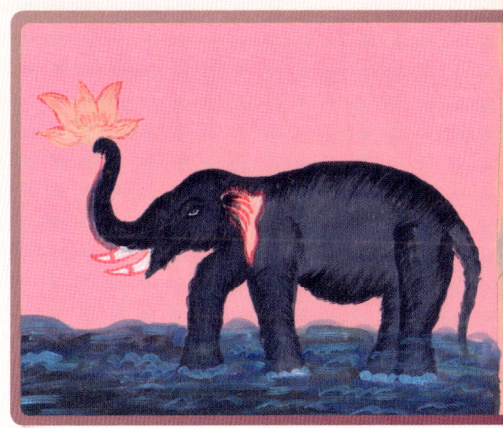

Das Sakralzentrum (Svadhishthanachakra)

Element: Wasser

Position im Körper: Bei der Frau liegt das Sakralzentrum mitten in der Wurzel der Klitoris. Beim Mann liegt das Sakralzentrum mitten in der Wurzel des Penis.

Bildsymbol: Das Sakralzentrum wird beschrieben als eine silberweiße Mondsichel mit einem strahlenden Stern oder einfach als schimmerndes Silber. Ein weiteres Bild, mit dem es symbolisiert werden kann, ist ein zunehmender Mond, der im Meer mit sechs silberweißen Lotosblütenblättern schwimmt. Das Bija-Mantra dieses Chakras ist »vang-bijam«.

Fähigkeiten und Eigenschaften: Dieses Chakra ist der Meister des Wassers. Der menschliche Körper besteht zum größten Teil aus Wasser. Wenn man dieses Chakra kontrolliert, kann Wasser dem Menschen keinen Schaden zufügen.

Einfluss auf: Dickdarm, Blase, Nieren und Sexualorgane, Drüsen und Nervenplexi der Sexualorgane von Gebärmutter und Vagina bei der Frau bzw. von Penis, Prostata und Hoden beim Mann

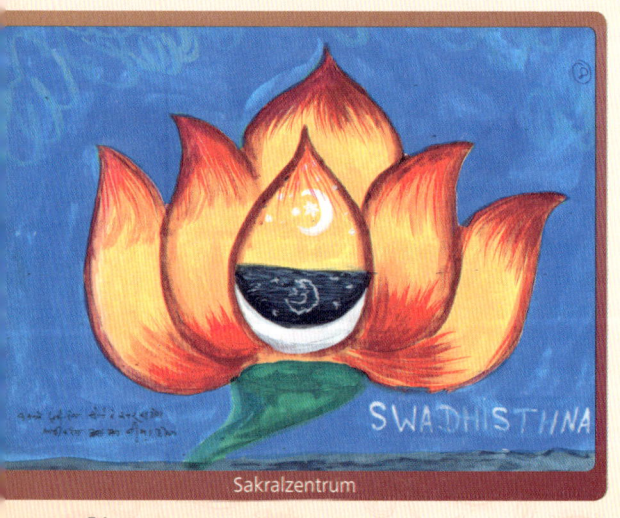

Sakralzentrum

Das Nabelzentrum (Manipurachakra)

Element: Feuer

Position im Körper: Dieses Chakra befindet sich am Nabel etwa einen Zentimeter unter der Haut. Wenn eine Person an Gewicht zunimmt und sich der Bauchumfang verändert, wandert das Chakra mit.

Bildsymbol: Das Nabelchakra gleicht glühend heißem Eisen. Seine Farbe ist Rot bis Goldgelb. Ein Bild eines Mönches im gelben Gewand mit einer schwarzen Ziege am Feuer symbolisiert dieses Chakra.

Fähigkeiten und Eigenschaften: Das Chakra ist mit dem Element Feuer (»agni oder pavaka«) verbunden. Jemand, der dieses Chakra kontrolliert, kann große Mengen an Nahrung verdauen und Hitze gut ertragen. Es wird repräsentiert durch das Bija-Mantra »rang bijam«.

Einfluss auf: Leber, Milz, Magen und Dünndarm, Bauchspeicheldrüse, Nervengeflecht des Sonnengeflechts (Solarplexus)

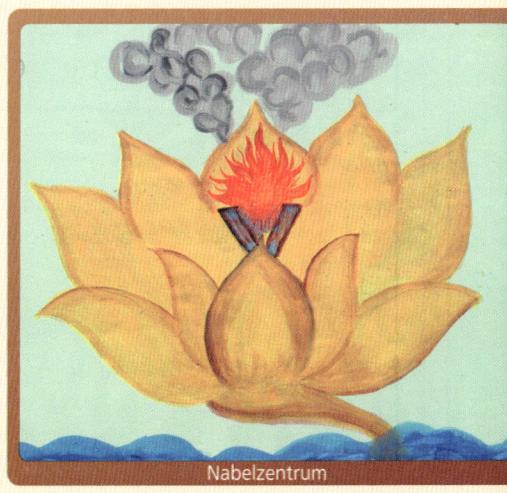
Nabelzentrum

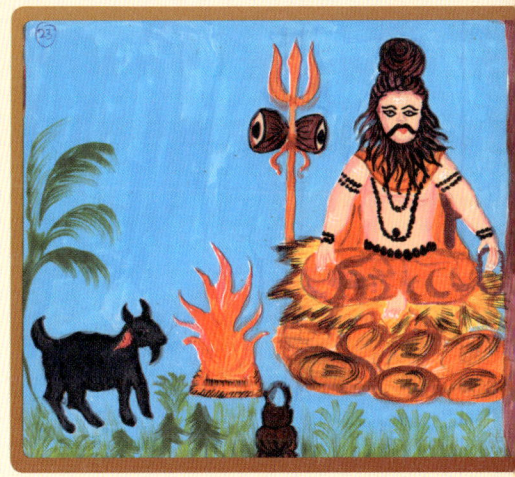

Das Herzzentrum (Anahatachakra)

Element: Luft

Position im Körper: Man findet dieses Chakra, indem man über dem Nabel am Brustbein entlang nach oben tastet. Das Zentrum liegt in der Mitte einer gedachten Verbindungslinie zwischen den Brustwarzen. Bei Frauen kann sich seine Position mit der Brustform verändern.

Bildsymbol: Das Herzchakra hat die Farbe von Rauch. Es wird in Form von zwölf rauchig-bläulichen Lotosblütenblättern abgebildet.

Fähigkeiten und Eigenschaften: Das Herzzentrum ist verbunden mit dem Element Luft. Durch die Kontrolle dieses Zentrums ist der Mensch fähig, die Schwerkraft zu überwinden. Das Bija-Mantra ist »yang-bijam«.

Einfluss auf: Herz und Lunge, Thymusdrüse, Nervengeflechte des Herzens

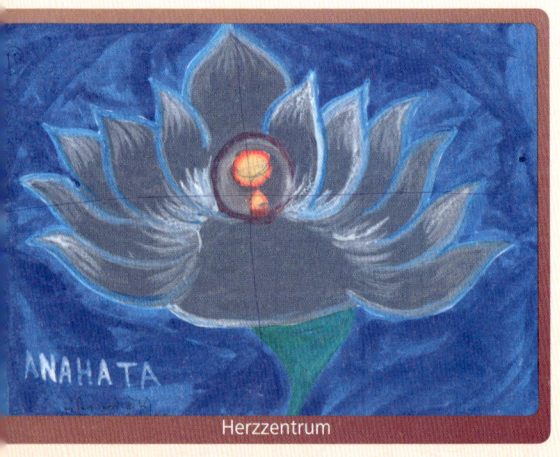
Herzzentrum

Das Kehlzentrum (Vishuddhachakra)

Element: Äther

Position im Körper: Das Kehlzentrum liegt auf der Spitze des Adamsapfels.

Bildsymbol: Das Kehlzentrum schillert in den Farben des Regenbogens und hat keine Form.

Fähigkeiten und Eigenschaften: Dieses Chakra ist mit dem Ätherraum verbunden. Wer das »vishuddha« kontrollieren kann, ist der Meister des Duftes und kann nach Belieben alle Arten von Düften oder Gerüchen erzeugen. Das Zentrum hängt mit der Fähigkeit, Vergangenheit, Gegenwart und Zukunft zu erkennen, zusammen. Die Beherrschung dieses Zentrums kann sich auf Reichtum, Prestige, Würde und alle möglichen weltlichen und spirituellen Erfolge auswirken. Das Bija-Mantra ist »hang-bijam«.

Einfluss auf: Stimmbänder und Kehlkopf, Schilddrüse, Nervenplexi der Luftröhre

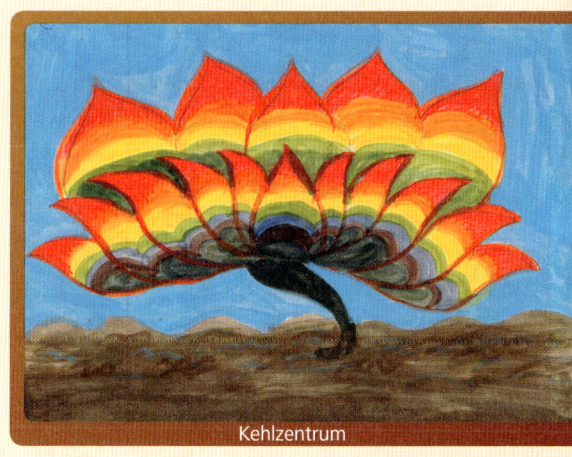

Kehlzentrum

Das Augenbrauenzentrum (Ajnanachakra)

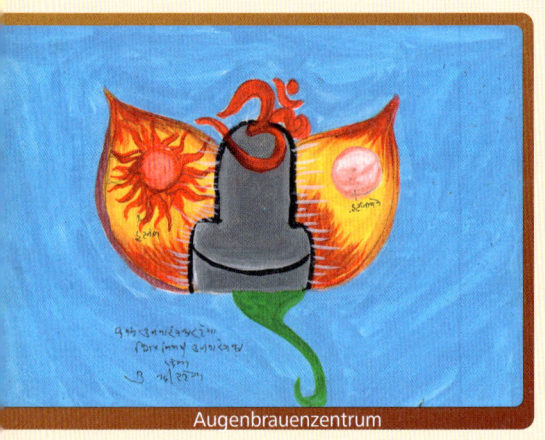
Augenbrauenzentrum

Position im Körper: Dieses Chakra liegt in der Mitte zwischen den beiden Augenbrauen etwa einen Zentimeter dahinter in Richtung der Kopfmitte.

Bildsymbol: Das Zentrum wird als aufgehende Sonne und aufgehender Mond dargestellt. Seine Farbe entspricht dem strahlend weißen Licht eines schimmernden Diamanten.

Einfluss auf: Gehirn, Hirnanhangdrüse, Nervengeflechte der Kopfhöhlen

Das Scheitelzentrum (Sahasrarachakra)

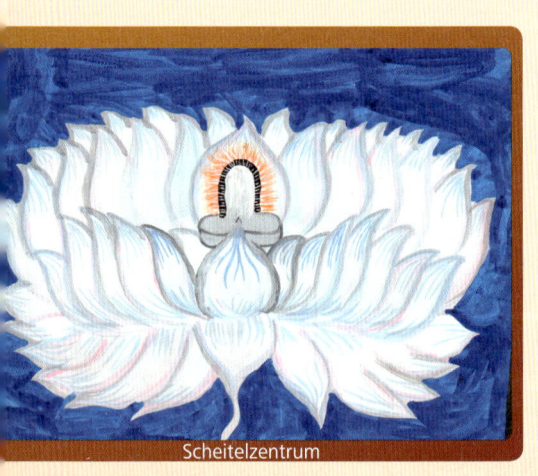
Scheitelzentrum

Position im Körper: Das Scheitelzentrum befindet sich im Scheitelpunkt des Kopfs etwa zehn Finger oberhalb der Augenbrauen. Man findet es, indem man vier Finger einer Hand oberhalb der gedachten Linie der Augenbrauen anlegt, vier Finger der anderen Hand daran anschließend auflegt, und dann noch einmal zwei Finger mit der zuerst angelegten Hand abmisst.

Bildsymbol: Das Scheitelzentrum kann aussehen wie ein strahlend weißer Lotos mit tausend Blütenblättern, in dessen Zentrum sich eine Gottheit in sternförmigem, strahlend weißem Licht befindet. Das Scheitelzentrum strahlt weißes Licht aus.

Fähigkeit und Eigenschaften: Dieses Zentrum schenkt unvorstellbare Glücksgefühle.

Einfluss auf: Gehirn, Zirbeldrüse, Nervenplexi des Gehirns und die verschiedenen Kopfhöhlen

Das Guruzentrum

Position im Körper: Das Guruzentrum befindet sich unterhalb des Scheitelzentrums in Richtung Kopfmitte.

Bildsymbol: Dieser Bereich sieht aus wie ein Lehrer, ein Guru, der auf einem Lotos mit Tausenden von Blütenblättern sitzt. Er gibt seinen Segen, um dem Übenden zu helfen.

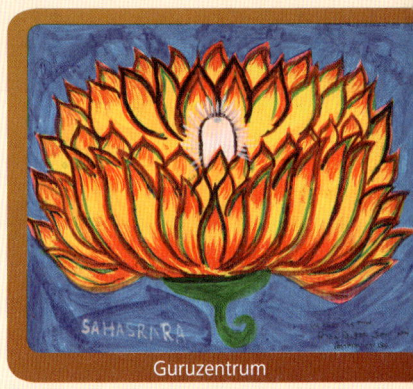
Guruzentrum

Das Binduzentrum

Position im Körper: Es befindet sich am Hinterkopf oben, im Bereich des Hinterhauptbeins.

Bildsymbol: Das Zentrum wird als zarte Sichel eines Mondes mit einem strahlenden Stern darüber dargestellt. »Bindu« heißt »Punkt« oder »Tropfen«. An seiner Position fließt der Nektar (amrita) in den Körper.

Fähigkeiten und Eigenschaften: Dieses Zentrum ist kein wirkliches Chakra. Es hat aber eine wichtige Funktion. Während der Phase des Vollmonds und des Neumonds fließt der Nektar der Unsterblichkeit durch diesen Punkt in den Körper eines jeden Menschen hinunter und verbrennt im Nabelzentrum. Yogis empfangen diesen Nektar, indem sie die Zunge nach oben bis zum Gaumenzäpfchen rollen und ihn dort aufnehmen. Nur wenn man diese Zungenübung, genannt Khechari-Mudra, täglich trainiert und die Zunge immer wieder nach außen streckt, wird sie lang und geschmeidig genug, um den Nektar nutzen zu können.

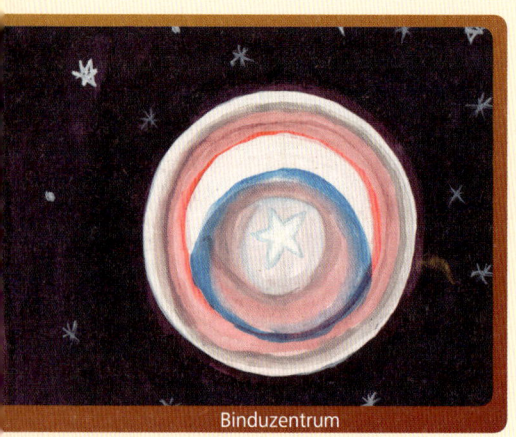
Binduzentrum

Praxiserfahrung:
Heilige Bilder

An einem Wochenende besuchte Arun uns in Schäftlarn. Er brachte bunte Bilder mit, auf denen Abbildungen der Energiezentren im Körper zu sehen waren. Diese wollte er uns überlassen und legte sie auf den Tisch. Aber dann bemerkte er, dass auf unserem schönen großen Holztisch ein Teller mit Wurst und Schinken für das Abendessen bereitstand. Und schwupps, packte er die schönen Bilder wieder ein. »Nein, heilige Bilder kann man nicht auf einen Tisch legen, auf dem sich auch Fleisch befindet.«
Jetzt hängen die heiligen Bilder in dem Raum, in dem auch die Meditationen stattfinden.

Überblick der Energiezentren und der Elemente

Energiezentrum	Element	Sinneswahrnehmung	Bijamantra des Chakras
Wurzelzentrum	Erde	Riechen	lang
Sakralzentrum	Wasser	Schmecken	vang
Nabelzentrum	Feuer	Sehen	rang
Herzzentrum	Luft	Tasten	yang
Kehlzentrum	Äther	Hören	hang
Augenbrauenzentrum			om
Scheitelzentrum			om
Guruzentrum			om

Nervensystem und Chakren

Ein Chakra enthält nicht nur die verschiedenen Elemente, sondern es ist auch eine Sammlung der verschiedenen Nervensysteme im Körper und ihrer zugehörigen Strukturen. Plexi, Parasympathicus und Sympathicus, autonomes und somatisches Nervensystem, Synapsen, Ganglien und Endokrinum vertreten die verschiedenen Elemente innerhalb der Chakren mit verschiedenen Farben und in unterschiedlicher Gestalt und Größe.

Die Chakren arbeiten mit dem Nervensystem, das wiederum durch Kundalini Kriya Yoga beeinflusst werden kann. Das ist einer der Gründe, warum sich die Praxis von Kundalini Kriya Yoga so vielfältig positiv auf den Körper auswirkt. Durch die Yogaübungen werden Verbindungen zwischen den Hauptenergiezentren und den sieben Hauptnervenzentren hergestellt. Daher kann man mithilfe von Kundalini Kriya Yoga die Nerven des zugehörigen Chakras und dessen Nervenzentren anregen.

Das Nervengeflecht des Kreuzbeins
Dieses Nervengeflecht entspringt aus den Kreuzbeinwurzeln. Es wird vom vorderen Teil des ersten Kreuzbeinnervs und von Teilbereichen des zweiten und dritten Kreuzbeinnervs geformt. Es versorgt die Nerven des Beckens und der Beine. Daher korrespondiert dieses Nervengeflecht mit dem Wurzelzentrum (Muladharachakra).

Das Nervengeflecht des Steißbeins
Dieses Nervengeflecht wird vom fünften Sakralnerv unter Mitwirkung des vierten Steißbeinnervs geformt. Es befindet sich nahe dem Steißbein. Es unterstützt Anus und Steißbein und korrespondiert mit dem Wurzelzentrum (Muladharachakra).

Das Nervengeflecht der Prostata (Vorsteherdrüse)
Dieses Nervengeflecht sitzt im Becken und entspringt aus den Kreuzbeinnerven. Es korrespondiert mit dem Sakralzentrum (Svadhishthanachakra).

Das Nervengeflecht von Gebärmutter und Vagina
Das Nervengeflecht sitzt im Becken und entspringt aus den Kreuzbeinnerven. Dieses Nervengeflecht korrespondiert bei Frauen mit dem Sakralzentrum (Svadhishthanachakra).

Das Sonnengeflecht
Dieses Nervengeflecht befindet sich im Bauch. Er entspringt aus den Brustwirbeln 5 bis12. Das Sonnengeflecht korrespondiert mit dem Nabelzentrum (Manipurachakra).

Das Nervengeflecht des Herzens
Dieses Nervengeflecht liegt an der Herzbasis. Die Nerven kommen aus den Brustwirbeln 1 bis 4. Das Nervengeflecht des Herzens versorgt das Herz und korrespondiert mit dem Herzchakra (Anahatachakra).

Das Nervengeflecht der Kehle
Dieses Nervengeflecht befindet sich auf der Oberfläche des mittleren Muskels, der im Hals die Kehle zusammenzieht.
Der zum Kehlkopf führende Zweig des motorischen Teils des Vagusnervs und der obere Halsnervenknoten (Sympathikusanteil) sind mit dem Nervengeflecht der Kehle verbunden. Sie korrespondieren mit dem Kehlzentrum (Vishuddhachakra).

Das Nervengeflecht der Halsschlagader
Dieses Nervengeflecht liegt unter und mitten in einem Teil der inneren Halsschlagader und wird hauptsächlich an der mittleren Gabelung des inneren Halsschlagadernervs geformt.
Das Nervengeflecht korrespondiert mit dem Augenbrauenzentrum (Ajnachakra) und dem Scheitelzentrum (Sahasrarachakra).

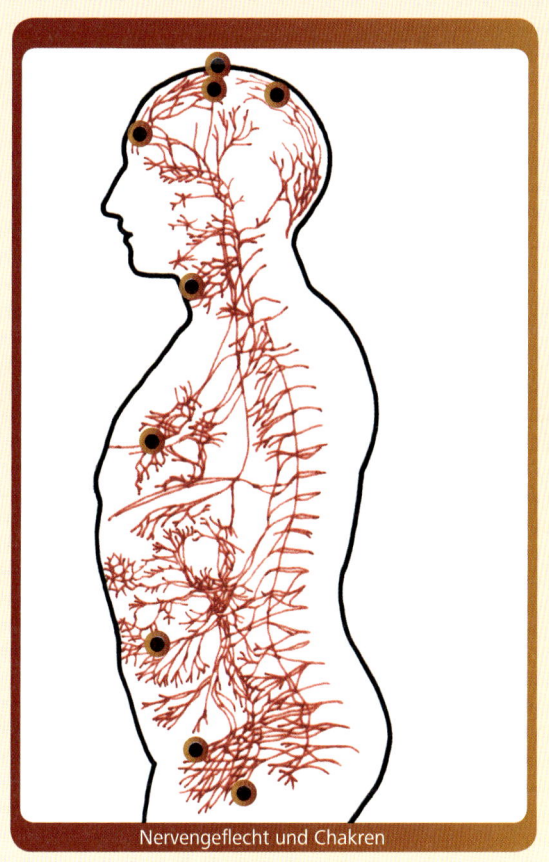

Nervengeflecht und Chakren

Yama Niyama

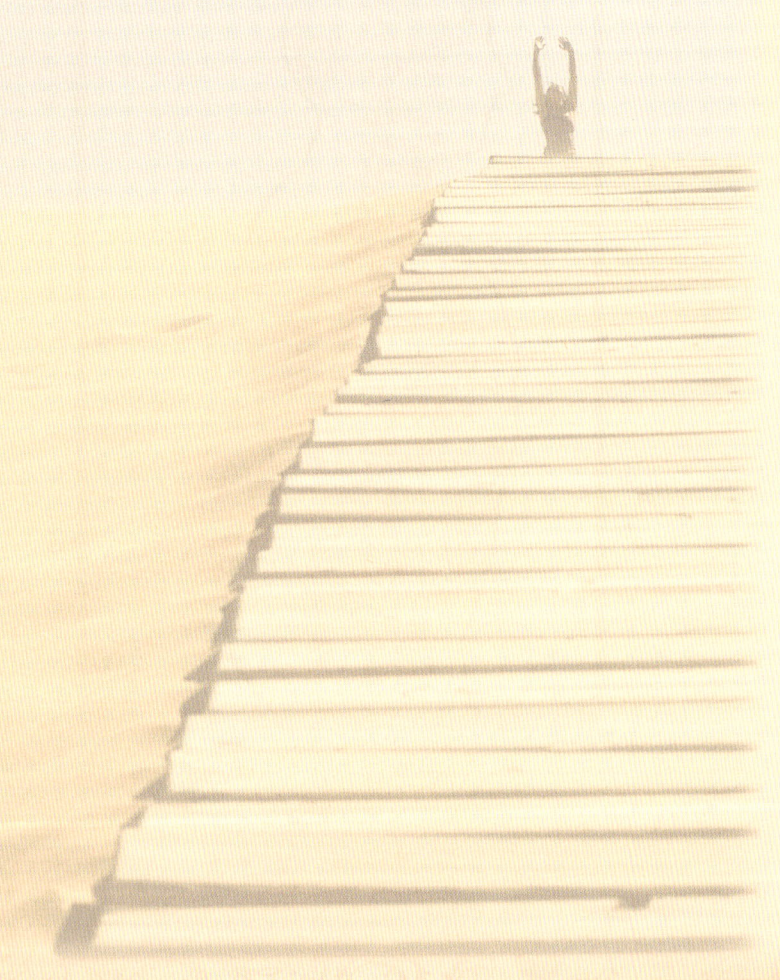

Der Weg ist für alle Menschen gleich, und die Befolgung der ethischen Prinzipien ist die Voraussetzung, um persönliche Entwicklungsschritte auf dem Yogaweg zu erreichen. Durch Übungen und Meditationen allein ist es nicht möglich, das letzte Ziel, die Vereinigung mit dem Göttlichen, zu erreichen. Ein ethisch einwandfreier Lebenswandel im Einklang mit der Umwelt und der eigenen Innenwelt schafft die Basis, um die feinstofflichen Energiekanäle durchlässig zu machen.

Yama

»Yama« heißt wörtlich »Zügel, Disziplin«. Die ethischen Richtlinien von Yama erfordern Disziplin in den folgenden fünf Bereichen:

- *Ahimsa:* nicht verletzen, keine Gewalt anwenden oder Schmerz zufügen, weder durch Taten und Worte noch durch Gedanken

- *Satya:* bedeutet »Wahrheit«, also den wohlmeinenden, wahrheitsgetreuen Gebrauch von Geist, Gesten und Worten

- *Asteya:* nicht stehlen; es bedeutet dem Wunsch widerstehen, sich den physischen oder mentalen Besitz von anderen anzueignen oder ihn zu behalten

- *Aparigraha:* maßvoll leben; man befreit sich von dem Verlangen, über das notwendige Maß hinaus, besitzen zu wollen

- *Brahmacarya:* »wandeln im Göttlichen, unterwegs zu Gott sein«; das Bewusstsein vollkommen bei Gott halten, das Leben als Wandlungsstufen des Bewusstseins auf dem Weg zu Gott begreifen. Es wird auch definiert als Enthaltsamkeit und Beherrschung in jeder Form.

Ahimsa – Gewaltlosigkeit

Diese Regel besagt, dass es nicht erlaubt ist, Lebewesen zu verletzen oder zu töten, weder durch Handeln noch durch Sprechen. Das heißt aber nicht, dass wir stillhalten müssen, wenn unser Leben bedroht ist. Ein weiterer Aspekt dieser Regel ist, dass man alte Menschen nicht vernachlässigen darf, sondern gut für sie sorgen muss. Wir sollten den Eltern dankbar sein und alten Menschen stets Respekt erweisen. Genauso dürfen wir aber auch niemals Kinder missachten. Wir sollten die Kranken und die Bedürftigen berücksichtigen und versuchen, ihnen zu helfen. Diese Regel bedeutet, dass wir in der Gesellschaft mit unseren Kräften unser Möglichstes tun sollten, um menschliches Leid zu lindern.

Gleichzeitig sorgen wir aber auch für unsere eigene Familie, indem wir unsere Pflichten erfüllen. Im Partner begegnet uns Gott. Wir sollten dem Partner daher Liebe und Respekt entgegenbringen, höflich sein und ihn zufriedenstellen. Dann erkennen wir, wie viel Glanz jedes Familienmitglied in unser Leben bringt. Wer sich selbst respektiert, kann auch andere respektieren. Das ist eine wichtige Grundlage des Kundalini Kriya Yogas.

Wie kann man das verwirklichen? Man sollte tausendmal nachdenken, ehe man eine Entscheidung trifft. Vor jeder wichtigen Entscheidung sollte man eine Entspannungsübung, Savasana oder Yoginindra praktizieren. So kann man intuitiv angemessene Entscheidungen treffen und die eigene Zukunft optimal gestalten. Ahimsa bedeutet, dass wir uns immer freundlich verhalten und niemals grausam sind. Gott ist nicht grausam, er ist freundlich. Er ist ein »Mann des Glücks«. Man nennt ihn »sochitananda« – »jemand, der immer im Glück lebt«. Mit Gottvertrauen führen wir ein leichtes, angenehmes und glückliches Leben. Manchmal ist Schweigen die beste Antwort auf die Aggressionen der Welt. Die Welt darf nicht zerstört werden, sie sollte so bleiben, wie Gott sie geschaffen hat. Die Erde gehört ihm, dir und mir. Deshalb dürfen wir Gottes Prinzipien und Regeln im Hinblick auf die Natur nicht missachten. Unsere Aufgabe ist es, die Verantwortung für die Erde zu übernehmen.

Praxiserfahrung:

Arun regte regelmäßige Treffen unserer Kundalini-Kriya-Yoga-Gruppe an. Der gegenseitige Austausch über Erfahrungen, das gemeinsame Üben und auch das gemeinsame Feiern haben mich in all den Jahren sehr unterstützt und weit getragen. Ich danke euch allen dafür. Zu meinem Lehrer Arun fühle ich eine tiefe Verbindung, egal ob er hier ist oder in Indien lebt. Mit einem Lächeln sage ich von ganzem Herzen: »Danke, Arun!«

Satya – Wahrhaftigkeit

Satya bedeutet an ein wahrhaftiges Leben glauben und ein solches Leben führen. Es ist wichtig, trotz aller Schwierigkeiten immer Wahrhaftigkeit anzustreben. Integrität bezieht sich nicht nur auf die Ehrlichkeit in Gesprächen oder im Geschäftsleben. Es gibt auch eine Lauterkeit des Geistes, nämlich eine innere Aufrichtigkeit im Denken und ein aufrichtiges Verhalten – auch in der physischen Berührung. Manch einer ist vielleicht ehrlich in Geldangelegenheiten, aber korrupt im Geiste. Dann ist er beispielsweise in seinem eigenen Handeln berechnend und trickst andere aus, oder er versteckt sein wahres Gesicht und sagt »ich mag dich«, obwohl es nicht stimmt. Man gibt sich anderen gegenüber süß und freundlich, obwohl man innerlich das Gegenteil empfindet. Dann wieder gibt es Leute, die die Wahrheit ohne Rücksicht auf Kränkungen aussprechen. Das ist dann für andere meist sehr verletzend. Man sollte in der Lage sein, die Wahrheit korrekt, aber auf aufrichtige und rücksichtsvolle Weise zu benennen. Dabei sollten Ton und die Art und Weise so differenziert sein, dass die Gefühle des Gegenübers nicht verletzt werden.

Wenn eine unlautere Person Yogaunterweisung möchte, dann sollte man sie anders als gewöhnlich lehren. Man unterweist sie sehr langsam, Stück für Stück, auf keinen Fall alles auf einmal. So bekommt diese Person ein Gefühl für die Ausstrahlung einer aufrichtigen Person und gelangt mit der Zeit selbst auf den richtigen Weg. Es gibt keinen Grund, solche Personen zurückzuweisen.

Ein Mensch ist vergleichbar mit dem wundervoll duftenden Sandelholzbaum. Wenn irgendwo ein Sandelholzbaum seinen Duft verströmt, scheint es, als verströmen auch die anderen Bäume ringsum diesen Duft. Ein einziger Sandelholzbaum kann also alle anderen Bäume in Sandelholzbäume verwandeln. Ehe jemand Lehrer wird und andere Leute unterweist, sollte er in der Lage sein, die innere Struktur einer Person zu erkennen. Ein Lehrer kann durch seine Hingabe seine Schüler zu freundlichen und liebenswerten Zeitgenossen formen und sie so auf den rechten Pfad führen.

Praxiserfahrung:

In meiner Ursprungsfamilie gab es viele Probleme. Ich habe mich von Arun »gesehen« gefühlt. Er hat mich mit seinem Segen begleitet und unterstützt. Danke!
Als Kind hatte ich immer das Gefühl, dass ich eine direkte Verbindung zum Göttlichen habe. Nun spüre ich wieder die Nähe und Vertrautheit zu Gott, Maria und anderen himmlischen Wesen und Helfern.

Asteya – Achtung vor fremdem Eigentum

Wer einer anderen Person etwas stiehlt, ist ein Dieb. Niemals sollte man andere bestehlen. Nicht einmal in Gedanken, indem man sich etwas wünscht, was einem nicht gehört. Wenn man wirklich hart daran arbeitet, das zu bekommen, was man sich wünscht, wird Gott einem helfen.

Praxiserfahrung:

Meine Schwiegermutter freut sich sehr, wenn ich sie besuche. Letztes Jahr ist ihr Mann verstorben. Wir gingen zusammen durch die Trauerzeit, und ich konnte sie in ihrem Kummer unterstützen. Ich fühlte richtig, dass die Kraft dazu aus dem Yoga kam. Meine Schwiegermutter leidet an Altersvergesslichkeit. Zu Anfang dieser Krankheit war es sehr schwer für sie, dass sie nicht mehr alles wusste oder tun konnte. Nun ist sie in einem Stadium, in dem sie ihre Hilflosigkeit annimmt. Arun segnete mich im Sommer-Yogatraining für diese »viele Arbeit«, die auf mich wartet. Wenn mein Mann oder ich zu ihr kommen, freut sich meine Schwiegermutter wie ein Kind, und wir können von Herz zu Herz »sprechen«. Sie hat keine Liebesdefizite, wie es Patienten mit dieser Krankheit oft zeigen. Ich denke dann immer daran, wie hilfreich es für die ganze Familie ist, wenn eine Person Kundalini Kriya Yoga macht.

Aparigraha – Maßvolle Lebensführung

»Aparigraha« heißt übersetzt »nicht ergreifen«. Dieses Prinzip lehrt, dass wir materielle Güter des Marktes nicht horten dürfen. Wir sollten nur Dinge kaufen, die wir wirklich brauchen, und nicht verschwenderisch damit umgehen. Wir sollten nicht neidisch auf die Besitztümer unseres Nachbarn sein, sondern uns mit ihm freuen, dass es das Schicksal gut mit ihm meint. Es ist wichtig, sich anzustrengen und die eigenen Chancen optimal zu nutzen. Gott gibt uns genug, sodass wir alle leben können und genug Essen und Bekleidung haben. Und Gott gibt uns so viel, dass wir das, was wir haben, mit Gästen teilen können. Dieses versteht man im Yama Niyama unter maßvoller Lebensführung.

Yogaübende versuchen, nicht zu viel anhäufen und nicht übermäßig viele Sachen zu besitzen. Das heißt aber auch, nicht zu viele Verpflichtungen zu übernehmen. Es könnte dann nämlich passieren, dass man nicht mehr fähig ist, alles zu gestalten. Was man plant, sollte man auch umsetzen können.

Praxiserfahrung:

Als ich das erste Mal meinen Yogalehrer Arun sah, war ich sehr überrascht, wie entspannt er war. Die ganze Zeit hindurch und in allen Situationen strahlte er für mich eine unwahrscheinliche Entspanntheit oder auch Gelassenheit aus. Ich glaube sogar, man könnte es auch Liebe nennen.
Im ersten Yogatraining fragte er seine Schüler, welche Wünsche sie hätten. Ich hatte damals nicht den Mut, ihm zu sagen, was ich mir wünschte. Jedoch teilte ich ihm in Gedanken mit, dass ich mir wünschte, das Göttliche in jedem Menschen zu sehen. Denn so könnte ich erkennen, dass alle Menschen gleich sind.
In den letzten fünf Jahren kam ich der Erfüllung dieses Wunsches näher. Ich beobachtete auch, dass sich in letzter Zeit andere Wünsche, die ich jemals gedacht oder gefühlt hatte, erfüllten – egal ob ich dies jetzt noch will oder nicht.

Brahmacarya – Der Weg zu Gott

»Brahmacarya« (sprich: Bramtscharia) wird oft gleichgesetzt mit »Keuschheit, Ehelosigkeit, Enthaltsamkeit« oder auch mit dem Verständnis von Sexualität, deren primärer Zweck die Erhaltung des Lebens ist. Irrtümlich haben die Menschen Brahmacarya so aufgefasst, als sollten sie keine sexuellen Kontakte haben. Wie aber sollten dann Kinder zur Welt kommen? Kinder gehören nicht uns, sie sind Geschöpfe Gottes. Gott will, dass die Menschen in Familien leben. Allerdings mit gewissen Beschränkungen.

Der eigentliche Sinn dieser Yama-Tugend ist sehr viel tiefer und umfassender. Wörtlich bedeutet »brahmacarya« »einer, der auf dem Weg ist zur Einheit mit Gott«. Die Einheit schließt die Beziehung und den achtsamen Umgang mit dem Lebenspartner und mit sich selbst, sowie mit allen Lebewesen, also Pflanzen, Tieren und der Materie, mit ein. In diesem Zusammenhang ist es wichtig, wie wir mit unserer Sexualität umgehen und welche Antworten wir auf die sexuellen Herausforderungen in unserer Gesellschaft geben. Es gibt Umstände und Lebensphasen, in denen sexuelle Enthaltsamkeit geboten ist:

Kinder und Jugendliche
Die Gepflogenheiten der westlichen Kulturen und der frühe Umgang mit Sexualität kann Heranwachsende durcheinander bringen. Ein Mensch sollte reif sein, wenn er Sexualität praktiziert. Jungen und Mädchen in der Pubertät werden durch zu frühe sexuelle Erfahrungen eher verwirrt.

Selbstverpflichtung von Mönchen
Manche Glaubensgemeinschaften erwarten Enthaltsamkeit von ihren Mitgliedern. Wenn jemand ein solches Versprechen gegeben hat, sollte er sich daran halten.

Energie sorgsam bewahren
Im Kundalini Kriya Yoga wird viel Wert auf einen stetigen Aufbau der körperlichen Energie gelegt. Sexualität verbraucht viel Energie. Für den Energiehaushalt ist es sinnvoll, die sexuellen Kontakte entsprechend zu dosieren.

Brahmacarya ist auch eine Leitlinie für Menschen, die in einer Familie leben. Körperliche Berührungen sollten von Gefühlen der Liebe und Zuneigung bestimmt werden. Ein liebevoller Kontakt der Eltern überträgt sich auch auf die Kinder, die dann ausgeglichener sind. Wenn Kinder hektisch, überaktiv oder arrogant sind, hat das oft mit der Art und Weise zu tun, in der sich die Eltern begegnen. Wer das ganze Potenzial des Yogas empfangen will, führt sein Leben in Respekt und Liebenswürdigkeit mit seinem Partner. Dadurch verschwinden auch die negativen Einflüsse aus dem Leben. Wer verletzen will, findet hunderte Schwachpunkte beim Gegenüber. Man sollte versuchen, die guten Seiten des Partners zu erkennen und hervorzuheben: Jeder Partner bringt viel in eine Partnerschaft ein. Anerkennung und Würdigung sind eine wichtige Basis für eine erfüllende Partnerschaft.

Brahmacarya bedeutet in der Yogapraxis auch eine Selbstanalyse durchführen. Das heißt, dass der Yogaübende täglich vor dem Schlafengehen den vergangenen Tag noch einmal betrachtet und für sich selbst eine Bewertung vornimmt. Was habe ich für mich selbst getan, was für die Familie und was für die Gesellschaft? Wenn man dies gewissenhaft macht, lernt man sich selbst besser kennen. Wie viel Zeit habe ich angemessen eingesetzt? Wie viel Zeit habe ich genutzt, um zu lernen und um Kenntnisse zu sammeln? Wie viel Aufmerksamkeit habe ich dem Partner, den Kindern und der Familie oder nahestehenden Personen gewidmet? Habe ich versucht, eine gute Stimmung zu verbreiten? Habe ich mich bemüht, mich mit meinem Gegenüber konstruktiv und lösungsorientiert auseinanderzusetzen?

Praxiserfahrung:
Heilung des inneren Kindes

Als ich mein altes Tagebuch las, merkte ich, wie ich mich weiterentwickelt hatte. Ich nutze mich nicht mehr aus. Ich fühle mich in bestimmten Situationen nicht mehr beleidigt. Ich möchte mich nicht mehr von meiner Familie und von der Gesellschaft zurückziehen. Ich muss keine verrückten Dinge mehr tun, um mir zu beweisen, dass ich einzigartig bin. Ich muss mich nicht mehr rechtfertigen. Ich muss nicht mehr tun, was andere Menschen von mir erwarten. Es gibt weniger Konflikte.
Wenn ich merke, dass meine Energie nachlässt, habe ich Mittel, sie so wiederherzustellen, dass es mir gut geht. Mein Selbstvertrauen kommt aus meinem Inneren – vom Yoga.

Harmonie im täglichen Leben: Früher wechselten sich die höchsten Hochstimmungen mit tiefsten Tiefstimmungen immer wieder ab. Diese Extreme sind verschwunden. Auch Depressionen sind verschwunden.

Brahmacarya bezieht sich auf alle Geschöpfe Gottes. Es schließt respektvolles und freundliches Reden und Handeln gegenüber Tieren und Pflanzen mit ein. Ein Baum darf nicht brutal und rücksichtslos gefällt werden. Ehe man einen Baum fällt, berührt man den Stamm und vermittelt innerlich, dass man das Holz braucht und benutzen möchte. Wenn wir Bäume und Pflanzen berühren, spüren wir, dass sie sich genau wie die Menschen auf einem Entwicklungsweg befinden.

Wenn man sich ernsthaft an die Brahmacarya-Richtlinie annähert, verbindet man sich über die Rezitation des Bija-Mantras mit der eigenen Seele. Ein Bija-Mantra (sprich: Bietsch-Mantra) besteht aus einer, zwei oder drei Silben, die vom Lehrer zur Unterstützung der persönlichen Entwicklung übermittelt werden können und im Klang genau auf Wesen, Lebenssituation und Struktur des Übenden abgestimmt sind. Die Rezitation des Bija-Mantras ist einer der Wege, sich Gott immer weiter anzunähern. Im letzten Stadium des Yogas wird jeder Mensch in seinem Gegenüber das eigene Gesicht und die Einheit aller Menschen erkennen.

Praxiserfahrung:

Beim Kundalini-Kriya-Yoga-Üben kehre ich ganz in mir selbst ein. Es ist die Zuwendung zu meinem physischen Körper, zu meinem Gefühlskörper und zu meiner Seele, die ich beim Üben erahnen kann. Ich schätze beim Kundalini Kriya Yoga die Liebe, die ich mir selbst entgegenbringe, egal, ob ich es allein, zu zweit oder in der Yogagruppe praktiziere. Ich glaube auch daran, dass der Wunsch, das Göttliche in jedem Menschen und letztlich in allem zu erkennen, in Erfüllung geht.

Tantra – ein Entwicklungsweg?

In bestimmten Formen des Tantra Yogas dient die sexuelle Energie als Vehikel, die den Menschen voranbringt. Diese Formen des Tantras werden im Westen oft als erotische Erlebnismöglichkeiten missverstanden. Meistens geht es jedoch nur um Geld und Sex. In dieser Form ist Tantra ein Irrweg.

In Wirklichkeit fordern alle tantrischen Übungen dem Übenden im Alltag unglaublich viel Disziplin ab. Der Mensch muss unter Anleitung durch einen erfahrenen Lehrer zuerst Meisterschaft über sich selbst und die eigenen Impulse erlangen, ehe er sich auf dieses Gebiet wagen kann. Tantra Yoga ist ein schneller und intensiver Entwicklungsweg, die Kundalini zu erwecken. Hier wird zumeist Shiv Tantra Yoga gelehrt. Aber der wirkliche Tantra-Yogaweg ist nur wenigen Menschen vorbehalten. Jede Yogatechnik und alle Methoden auf dieser Welt, seien es nun Hatha Yoga, Kapala Yoga, Parvi Yoga oder Tantra Yoga, dienen der Weiterentwicklung des Menschen. Sie sollen helfen, nicht zerstören. Für Tantra werden ganz gezielt Personen ausgewählt, die furchtlos sind und die innere Stärke haben. Sie müssen integer und gerechtigkeitsliebend sein – Menschen mit Prinzipien. Wenn ein Yogi einer Person Macht gibt, muss diese sie auch aushalten können und darf sie nicht missbrauchen, sonst wird das sehr destruktiv für die Gesellschaft. Tantrische Macht ist nicht dazu da, die eigene Familie besserzustellen oder Geld zu verdienen. Deswegen wird die Lehre von Tantra Yoga zurückgehalten, bis man eine Person mit ihrem Lebensstil, ihrer Einstellung, ihrem Verhalten, Denken und Tun sehr genau kennt. Erst wenn man sicher ist, dass die Person eine ausnehmend integre Natur hat, wird ihr diese Methode zur Linderung des menschlichen Leidens vermittelt. Es ist ein sehr schneller Entwicklungsweg. Der eine bewegt sich auf seinem Weg mit dem Eselkarren fort, der andere benutzt das Fahrrad, wieder einer nimmt den Zug oder das Flugzeug. Tantra ist der Weg der Rakete.

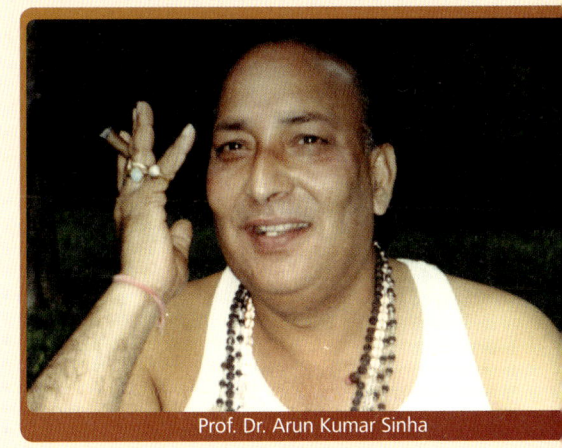

Prof. Dr. Arun Kumar Sinha

Praxiserfahrung:
Erste Begegnung mit Arun

Im Frühjahr 1999 rief mich eine Bekannte an. Sie wollte nach Asien reisen und bat mich um meine homöopathische Hausapotheke. Ganz aufgeregt erzählte sie mir von ihrem Gast, einem indischen Arzt, der als Wissenschaftler in ein großes Münchner Krankenhaus eingeladen worden sei und der jetzt bei ihr wohne. Der indische Gast praktiziere täglich Yoga, und man könne von ihm etwas lernen. In einer Diskussion habe er gesagt: »Die meisten Leute machen nicht wirklich Yoga. Wenn du die richtige Yogakunst kennst, dann empfängst du die Kraft des Yogas durch die Kraft der fünf Elemente, der Erde, des Wassers, des Feuers, der Luft und des Äthers. Eine Person des Yogas fühlt sich im Feuer, sie kann fliegen und kann viele Meilen im Wasser fließen. Der wahre Yoga hat mit kommerziellen Interessen nichts zu tun. Er bringt den Menschen in Dimensionen der Freiheit.«
Ich war überrascht, erklärte ihr aber, dass ich eine andere spirituelle Disziplin ausüben würde und dass beides zusammen für mich zu viel sei.
Meine Bekannte ließ aber nicht locker: »Ich sage ihm, er soll was Indisches für uns kochen, und du bringst mir dann die homöopathische Apotheke vorbei.«
Indisch essen. Das waren die Zauberworte. Ich nahm ihre Einladung an, um ein schönes indisches Essen zu genießen, aber auch, um diesen beschriebenen Mann zu treffen. So kam es, dass ich am nächsten Tag einem Herrn mit aufmerksamen, dunklen Augen gegenüberstand. »Dakta Professa Arun Kumar Sinha.« (Oh, was für ein witziges, indisches Englisch!) Weil er Probleme mit dem Wohnen hatte, fragte ich meinen Mann, ob er damit einverstanden sei, den Professor bei uns im Haus wohnen zu lassen. Während seines Aufenthalts lebte er bei uns und fing an, Freunden und meiner Familie Yogatraining zu geben. Seitdem haben wir Prof. Dr. Sinha ins Herz geschlossen.

Niyama

»Niyama« heißt übersetzt »Regel« oder »Regulierung«. Niyama bedeutet Gelübde, Versprechen oder auch spirituelle Verpflichtung im Umgang mit der eigenen Innenwelt. Mithilfe dieser Regeln können wir uns selbst beobachten und kontrollieren, welche Einstellung wir zu uns selbst haben. Yama und Niyama sind aufeinander bezogen, und sie unterscheiden sich nur geringfügig in ihrer Aktionsrichtung nach außen beziehungsweise nach innen.

Niyama unterscheidet fünf Bereiche:

- *Shauca* betrifft zwei Seiten – die Reinlichkeit des Körpers und die Reinheit des Geistes.

- *Santosha* heißt genügsam und zufrieden sein mit dem, was einem das Leben gibt.

- *Tapas:* Wenn man mit Hingabe seine Pflichten erfüllt, so nennt man das Tapas.

- *Svadhyaya* bedeutet den Geist durch das Studium der heiligen Schriften auf das Höchste lenken.

- *Ishvara pranidhana* bedeutet volles Vertrauen in den kosmischen Lenker haben.

Shauca – Reinlichkeit und Reinheit

Reinheit hat einen äußerlichen und einen inneren Aspekt. Reinlichkeit im Außen bedeutet, dass wir uns sorgsam waschen und saubere Kleider tragen sollten. Innere Reinheit hängt mit der Gesundheit und Vitalität unserer Körperorgane und mit der Klarheit unseres Geistes zusammen. Die Körperübungen und die Atemübungen stärken und vitalisieren unseren Körper und geben wichtige Hilfen für die innere Reinheit.

Verhaltensweisen bezüglich der geistigen Reinheit bedeuten Freundlichkeit und Liebe gegenüber allen Geschöpfen und Einsatz für das Wohlergehen anderer. Wir haben eine Verantwortung gegenüber jedem Geschöpf im Universum. Kein Geschöpf sollte verhungern. Ein Tierleben dient dazu, sich seiner eine Zeit lang zu erfreuen. Ein Menschenleben ist zur spirituellen Weiterentwicklung da. Aber dafür braucht man einen Körper, und um diesen Körper zu erhalten, gilt es, achtsam zu sein mit allem, was existiert. Fasten ist geistige Reinigung. Um sich geistig zu reinigen, achtet man bewusst darauf, Nahrung und Wasser nur sinnvoll zu verwenden.

Santosha – Zufriedenheit

Ein anderer wichtiger Bereich von Niyama ist »santosha« – Zufriedenheit. Es ist das Gefühl, mit dem zufrieden zu sein, was man vom Leben bekommt. Die eigentliche Bedeutung von Santosha ist »glücklich sein«. Es gibt Zeiten, in denen wir hart arbeiten, um etwas zu erreichen. Wenn wir es nicht bekommen, sind wir enttäuscht, frustriert oder deprimiert. Der Hintergrund davon ist unsere eigene Unzufriedenheit, weil wir das, was wir haben, nicht als ausreichend akzeptieren können. Nach der Überzeugung des Yogas hat jedes Ereignis einen Sinn, und alles geschieht nach Gottes Plan. Deshalb sollten wir dankbar und zufrieden mit unserem Los sein und nicht unglücklich, weil wir das, was wir darüber hinaus gerne hätten, nicht bekommen. Deshalb sollten wir uns um eine konstruktive Haltung und um positive Perspektiven bemühen. Wenn wir aus der Zufriedenheit heraus leben, so gibt das unseren geistigen Aktivitäten, unseren physischen Anstrengungen und auch der Art und Weise, wie wir unser Geld verdienen, Stetigkeit und Richtung. Dann entsteht Dankbarkeit für das, was uns das Leben gibt. Dieses Gefühl lässt uns Heiterkeit, Frohsinn und Zuversicht ausstrahlen.

Tapas – Pflichterfüllung in Hingabe

Die Sanskritbezeichnung »Tapas« hat eine Vielzahl von Bedeutungen, unter anderem: Glut, spirituelle Praxis, Disziplin, Askese. Eine Form von Tapas ist die Aufmerksamkeit, die wir unserer Ernährung widmen. Unsere Ernährungsgewohnheiten sollten den Bedürfnissen des Körpers entsprechen. Wir essen aber oft zu viel, zu ungesund und zu unbewusst. Das hinterlässt Schlacken, die das Wohlbefinden beeinträchtigen oder krank machen. Asanas und Pranayama sind Werkzeuge, mit deren Hilfe wir Irritationen ausgleichen und uns gesund erhalten können. Durch Disziplin in verschiedensten Formen wird Überflüssiges und Störendes in der Glut der spirituellen Praxis »verbrannt« und aus dem menschlichen Körper entfernt. Achtsamkeit und bewusste Körperhaltung sind ein Teil dieses Niyama-Gebotes. Wer auf die Signale im Körper achtet und den Atem bewusst wahrnimmt, ist eher davor geschützt, Ballast im Sinn von Übergewicht und Kurzatmigkeit zu entwickeln. Bewusste Wahrnehmung der Körperbedürfnisse hilft den Organen, harmonisch zusammenzuarbeiten. Körperachtsamkeit verhindert Bluthochdruck, Stoffwechselstörungen, Herzerkrankungen und einen zu hohen Cholesterinspiegel. Von zentraler Bedeutung ist der Entschluss, an sich selbst zu arbeiten. Erfolg oder Versagen sollten wir mit Gleichmut betrachten. Im Yoga spricht man davon, dass durch Tapas alle Sünden und alle Verfehlungen zu Asche verbrannt werden. Im reinigenden Feuer der spirituellen Praxis wird der Mensch näher an den göttlichen Ursprung herangetragen.

Praxiserfahrung:

Durch das Yogaüben habe ich völlig neue Eigenschaften an mir kennengelernt. Ich kannte meine ausgeprägten »Grashüpfer-Eigenschaften«: Beweglichkeit, Neugier, Bequemlichkeit. Bei der geringsten Schwierigkeit ließ ich alles stehen und liegen und hüpfte sozusagen weiter zum nächsten Grashalm. Ich schaffte keine Bergbesteigung, ohne einen meiner kleinen Zusammenbrüche, während derer ich den Wunsch hatte, umzukehren. Meine Unbeständigkeit führte auch im privaten Bereich zu Berufswechseln und ewiger Suche mit vielen Brüchen und Neuanfängen. Im Lauf der letzten sieben Jahre entwickelte ich nun etwas, was ich als »Kamel-Eigenschaften« bezeichnen möchte. Das Kamel läuft mit seiner kostbaren Last immer weiter durch endlose Wüsten voller Sand und weiß dabei nicht, ob es auf eine Karawane trifft, ob es die Oase findet oder ob sein Ziel vielleicht nur eine wunderbare Luftspiegelung ist.

Svadhyaya – Studium der Heiligen Schriften

Das vierte Thema von Niyama ist Svadhyaya. »Sva« bedeutet »Selbst« oder »zu mir gehörig«. Das Wort »adhyaya« umschreibt das Lesen und Studieren von Texten. Die Niyama-Regeln empfehlen dem Übenden, heilige Bücher, wie beispielsweise die Bibel, zu lesen. Die Veden, Indiens heilige Bücher, wurden ursprünglich mündlich vom Lehrer an den Schüler weitergegeben, der sie auswendig lernte und rezitierte. Dabei erzeugte das innere Hören im Menschen einen Klang, der einen Dialog mit dem eigenen Höheren Selbst auslöste.

Die innere Wiederholung der Worte unterstützt die Absicht, in der eigenen Mitte zu bleiben und unerwünschte und destruktive Tendenzen loszulassen. Mit fortschreitender Entwicklung entsteht durch die Verinnerlichung von heiligen Worten und Mantren eine intensive Verbindung zu den göttlichen Prinzipien. Zu Svadhyaya gehören auch das Rezitieren von Mantren und die Mitarbeit in spirituellen Gemeinschaften. Wenn man bei guter Gesundheit ist, sollte man einmal wöchentlich daran teilnehmen – also in einer Gruppe beten und meditieren. Wenn man aus Gründen des Dienens oder der Sorge für Kranke nicht an einem Gottesdienst teilnehmen kann, dann kann man sich zu einer selbst gewählten Zeit nach innen wenden, fasten oder beispielsweise am Wochenende eine Mahlzeit auslassen.

Ishvarapranidhana – Annehmen

»Ishvarapranidhana« bedeutet, dass alles Handeln in die Hand Gottes gelegt wird. Es ist die Betrachtung des allmächtigen Aspekts Gottes (ishvara) und die Unterordnung unter seinen unerforschlichen Willen. Wir sollten die Tatsache akzeptieren, dass wir nicht immer das bekommen, was wir möchten. Manchmal werden wir enttäuscht, und alles läuft schlecht. Das ist der Grund, warum Santosha, die Zufriedenheit, so wichtig ist. Wir haben getan, was wir unter den Umständen tun konnten. Alles andere überlassen wir den höheren Mächten. Im Hinblick auf die Niyama-Regeln definiert man Ishvarapranidhana als die Lebenseinstellung einer Person, keine Belohung für etwas zu erwarten, sondern die Früchte des eignen Handelns dem Allmächtigen zu übergeben.

Im Alltag übertreten wir alle diese Prinzipien sehr oft. Als ernsthaft Yogaübender bemüht man sich darum, sich selbst zum Ausgleich für die Verfehlung eine milde Buße aufzuerlegen, z. B. mehrere Stunden zu schweigen, zu meditieren, soziale Dienste zu leisten oder auf Essen und bestimmte Genüsse zu verzichten.

Praxiserfahrung: Gelassenheit

Wenn ich nicht in der Lage bin, eine Entscheidung zu treffen, erinnere ich mich an eine Begebenheit, die ich mit meinem Yogalehrer erlebte: Ich organisierte kurzfristig ein Yogaseminar und wusste nicht, wie viele Teilnehmer kommen würden. Sollte ich schnell einen anderen Raum organisieren? Dem Wetterbericht nach würde es ein heißer Tag werden und die Atmosphäre in einem kleinen Raum könnte zu Stress anstatt zu Entspannung führen. Außerdem könnten Teilnehmer angesichts des strahlenden Sonnenscheins beschließen, doch lieber zum Baden als zum Yogaseminar zu gehen. Als Arun meinen inneren Zwiespalt bemerkte, deutete er zum Himmel und meinte gelassen: »Oh, wir überlassen das den Lehrern.« Und siehe da, sie regelten es »von oben« so, dass Raum und Teilnehmerzahl zusammenpassten.

Aspekte der Atmung – Pranayama

Was ist Prana?

Im Yoga wird die Luft als »prana« bezeichnet. Die Luft, die durch die Nase eingeatmet und wieder ausgeatmet wird, nennt man im Sanskrit »prana vayu«, was so viel bedeutet wie Atemwind und Lebenshauch.

Prana ist auch der Name für den Kopf-Brust-Atem, eine Unterfunktion des Äußeren Atems, der weiter unten beschrieben ist. Der Atemwind hat die Aufgabe, die Lunge zu beatmen und in einem ununterbrochenen Prozess die Luft in der Lunge auszutauschen. Der Atemwind (prana vayu) enthält Energie aus dem Kosmos, die mit vitalen Stoffen angereichert ist, die wichtig für Prana sind.

Die Atmung ist bei allen Menschen eines der vitalen Zeichen für Leben und notwendig für das Überleben des Einzelnen. Ein zweites Zeichen ist die Fixierung des Auges. Dazu kommt als drittes Zeichen der Herzschlag. Atemstillstand, Ausbleiben der Herztöne und ein fixiertes und geweitetes Auge deuten auf den Tod des Körpers hin.

Der Atem setzt sich aus den beiden Vorgängen Einatmung und Ausatmung zusammen. Der Ort dieses Atemvorganges ist die Brust bzw. das Organ Lunge. Beim Atem werden zwei Bestandteile unterschieden: der Äußere Atem und der Innere Atem. Der Äußere Atem heißt »bahya prana« und besteht aus fünf verschiedenen Atemwinden. Der Innere Atem heißt »antaha prana« und besteht ebenfalls aus fünf verschiedenen Atemwinden.

Der Äußere Atem	Der Innere Atem
prana vayu – Kopf-Brust-Atem	kurma
apana vayu – Unterkörper-Atem	krikara
udana vayu – Verdauungsatem	naga
vyana vayu – Nerven-Atem	dhanamjaya
samana vayu – Nahrungsverteileratem	devdatta

Funktionen des Äußeren Atems

Prana, der Kopf-Brust-Atem, hat die Kontrolle über die Luft, die in die Brust, den Hals und den Nacken, das Auge, das Gesicht und den Schädel fließt.

Apana, der Unterkörper-Atem, strömt unterhalb des Nabels in Unterbauch, Genitalien, Damm, Oberschenkel, Knie, Unterschenkel und Füße, einschließlich der Gelenke, ein.

Udana, der Verdauungsatem, erfasst alle Bereiche des Verdauungssystems und gibt ihnen Energie.

Vyana, der Nerven-Atem, zirkuliert im Nervensystem des Körpers und kontrolliert die Nerven aller Organe, Muskeln und Knochen.

Samana, der Nahrungsverteileratem, nimmt alles auf, was für den Körper notwendig ist und verteilt es an verschiedene Bereiche des Körpers zur Gewinnung von Energie und Vitalkapazität.

Funktionen des Inneren Atems

Man unterscheidet fünf Formen des Inneren Atems: Kurma, Krikara, Naga, Dhanamjaya und Devadatta«. Sie bereiten den Boden für das vitale Geschehen. Sie dienen sozusagen als Bühne, auf welcher der Atemwind kondensiert, angesammelt und koordiniert wird. Dadurch können die Bedürfnisse des Körpers in den verschiedenen Bereichen besser befriedigt werden. Dhanamjaya und Devadatta bleiben immer im Körper, sogar nach dem Tod, solange der Körper nicht beerdigt oder verbrannt worden ist. Es ist möglich, einen solchen Körper mit einer ganz bestimmten Methode, durch das Beschleunigen und das Aktivieren von Dhanamjaya und Devdatta, wieder ins Leben zurückzuholen.

Die Regulierung von Innerem und Äußerem Atem

Um die Atemwinde zu kontrollieren, muss man ihre Physiologie kennen. Jeder dieser Atemwinde gehört zu einem bestimmten Energiezentrum. Um der Gesundheit willen muss jeder Atemwind in gleicher Quantität am gleichen Platz sein. Die Kontrolle darüber übernimmt der Innere Atem.

Wenn einer der fünf Atemwinde des Äußeren Atems seinen Platz wechselt, entsteht eine gesundheitliche Störung. Zwar sind dies wissenschaftliche Tatsachen, aber die Erkenntnis dieser Zusammenhänge erlangen wir nur in der Meditation oder während des Sterbeprozesses. Wenn beim Sterben der Nahrungsverteileratem, Samanavayu, seinen Platz verlässt und den Platz des Unterkörperatems, Apanavayu, einnimmt, wird das Atmungssystem sehr schwach, und die Atmung verändert sich dramatisch. Die Kontrolle des Inneren und des Äußeren Atems wird ausschließlich durch die Pranayama-Technik erreicht.

Was ist Pranayama?

Prana ist, wie schon erwähnt, der Oberbegriff für die Ansammlung aller Atemwinde. Es ist auch der Name für einen der Äußeren Atemwinde, den Kopf-Brust-Atem.

Yama heißt übersetzt Übung und Kontrolle.

Pranayama ist eine Atemmethode, die den Atem reguliert, um Bewusstheit, Konzentration und Gesundheit zu beeinflussen. Pranayama unterstützt die Konzentration in Körper, Geist und Seele und reguliert alles angemessen. Die während des Pranayama aufgenommene Luft ist sehr rein und ermöglicht ein klares Denken.

Deshalb ist eine Harmonie von Geist und Luft durch Pranayama notwendig und möglich. Aus der Sicht des Yogas wurde jedem Lebewesen eine ganz bestimmte Anzahl von Atemzügen gegeben. Jeder Atemzug im Leben wird gezählt. Die Lebensspanne eines Lebewesens hängt also direkt mit der Anzahl der Atemzüge zusammen. Wird durch irgendeine Methode der Atemrhythmus verlangsamt, dann wird das Leben verlängert. So haben manche Tiere, wie beispielsweise die Schildkröten, eine Atemfrequenz von drei bis vier Atemzügen pro Minute, und sie erreichen eine Lebenszeit von 300 Jahren oder mehr. Ein Mensch atmet ungefähr 18- bis 21-mal pro Minute. Die Lebenszeit des Einzelnen hängt demnach zusammen mit der Anzahl seiner Atemzüge und mit den Unterfunktionen seines Atems, durch die die Energiezentren des Körpers reguliert werden.

Pranayama reinigt den Körper und ganz besonders die Nadis. Diese sind die feinsten Kanäle des Energiekörpers und seines Nervensystems. Durch Pranayama können verschiedene Arten von Krankheiten positiv beeinflusst werden. Es ist außerdem eine Möglichkeit, Kontakt mit der Seele herzustellen. Ehe man aber eine bewusste Seelenverbindung aufnehmen kann, ist es notwendig, selbstsüchtige und egoistische Wünsche und Gefühle unter Kontrolle zu bringen. Pranayama ist eine wichtige Methode, um ein gesundes, spirituelles Leben aufrechtzuerhalten. Diese Atemtechnik reguliert die Ausschüttung von Hormonen und »verbrennt« alle unausgewogenen Regungen des Geistes und des Körpers.

Wie arbeiten Atmung und Nahrung zusammen?

Der Mensch muss essen, und der Körper nimmt alle Nahrung auf, die ihm zur Verfügung steht. Manch einer nimmt Getreide zu sich, der andere Fleisch, der nächste Gemüse, der andere Milch. Der Weg der Nahrung beginnt im Mund, führt über die Speiseröhre zum Magen. Dort wird die Nahrung mithilfe der Magensäure verdaut. Dann wird der Speisebrei durch verschiedenste Organe und Körperfunktionen weiterverarbeitet – von der Gallenblase, über Säfte der Bauchspeicheldrüse, über den Dünndarm, den aufsteigenden, den quer liegenden und den absteigenden Dickdarm bis hin zum Enddarm und zum Anus. Giftige Abfallprodukte werden von der Leber bearbeitet und von den Nieren herausgefiltert. Dieser Prozess wird durch die inneren Organfunktionen überwacht, und schließlich wird Unbrauchbares in Form von Urin und Stuhl ausgeschieden. Die langen Wege ermöglichen es, die vielen unterschiedlichen Nährstoffe der Nahrung angemessen zu verwerten. Jeder kleine Bereich, der auf dem Nahrungsweg liegt, hat dabei eine bestimmte Funktion. Aber der größte Teil verarbeiteter Nahrung wird vom Blut weitertransportiert. Trotz der langen Bearbeitung sind diese Endprodukte nicht hundertprozentig rein. Unerwünschtes wird zwar ausgeschieden, aber im Verlauf des Stoffwechselprozesses werden auch eine ganze Menge unbrauchbarer Stoffe aufgenommen. So verbleiben viele schädliche Überbleibsel in der Blutbahn.

Die feinstofflichen Kanäle, die Nadis, sind stabile, elektromagnetische Leitbahnen. Sie nehmen nur auf, was vollkommen rein ist. Durch die Atemkontrolle des Pranayama wird alles noch einmal gereinigt und anschließend in den Kreislauf der verschiedenen Energiezentren gebracht. Die Wände der Blutgefässe sind bei Kindern noch biegsam, aber mit zunehmendem Alter lässt diese Elastizität mehr und mehr nach. Pranayama ist so wichtig, weil es durch Auslese, Verteilung und Reinigung die Beweglichkeit und Frische der Blutgefässe und aller zirkulierenden Systeme fördert.

Besonderheiten der Atmung

Nur selten arbeiten beide Nasenflügel gleichzeitig. Manchmal ist die linke Seite vier bis sechs Stunden lang aktiv, dann wieder die rechte Seite. Zwischendurch arbeiten beide Nasenhälften gleichmäßig. Für Fortgeschrittene im Yoga ist die Atmung mit der linken Seite besonders wichtig. Der Zentralkanal wird von der linken Körperseite aus geleitet und verbindet den Menschen mit seiner Intuition. Deshalb sollte sich der Rechtshänder bemühen, die aktive Atmung auf die linke Seite zu verlagern, ehe er Pranayama oder Asana macht. Der echte Linkshänder sollte die aktive Atmung nach rechts bringen.

Die Atmung auf die linke Seite zu bringen, ist nicht schwer. Man legt sich auf die linke Körperseite, wobei das untere Bein gestreckt und das obere gebeugt ist. Innerhalb von 10–15 Minuten öffnet sich dann die Atmung auf der linken Seite. Wenn es nicht gelingt, könnte ein Hindernis im Nasenflügel die Ursache dafür sein. Den besten Erfolg, die Atmung auf die linke Seite zu verlagern, erzielt man, indem man immer zur gleichen Tageszeit Yoga übt.

Wirkung von Atemarbeit und persönlichem Mantra

Bei der Atemarbeit verbindet sich der Übende durch die innere Rezitation eines bestimmten Mantras, das genau auf seine Persönlichkeit abgestimmt ist, mit seinem Unterbewusstsein. So ein persönliches Mantra heißt Bija-Mantra (sprich: Bietsch-Mantra). Das Sanskritwort »bija« heißt übersetzt »Keim« oder »Samen«. Nur weit fortgeschrittene Lehrer können passende Bija-Mantren geben. Wenn man Yoga übt, tauchen im Bewusstsein oft Erinnerungen an unangemessene Handlungen aus der Vergangenheit auf, verbunden mit Gefühlen wie Bedauern, Reue oder Schuld. Das Bija-Mantra verbrennt in Verbindung mit den Atemübungen alles, was uns quälend in den Sinn kommt.

Was immer wir an unangemessener Nahrung, sei es auf der körperlichen, auf der geistigen oder auf der seelischen Ebene, aufgenommen haben, erzeugt eine bestimmte Zusammensetzung des Blutes. Diese erzeugt Rückstände in den Gelenken. Pranayama verbrennt diese schädlichen Inhalte. Der Mensch wird auf allen Ebenen gereinigt. Solche Schlacken im Körper werden im Yoga als »Luft« bezeichnet. Durch die Körperübungen (siehe Kapitel Pavana Mukta Asana) wird diese »Luft« aus den Gelenken entfernt – wenn dazu das Bija-Mantra rezitiert wird. So kann die Beweglichkeit der Gelenke gewährleistet werden.

Bedeutung eines Lehrers

Pranayama sollte durch Unterstützung eines erfahrenen Lehrers begleitet werden. Über die Rezitation der Mantren sind Lehrer und Übender verbunden, auch wenn der Lehrer persönlich nicht anwesend ist.

Wichtiger Hinweis: Pranayama ist Mathematik und muss entsprechend exakt durchgeführt werden. Es ist nicht möglich, die Vorgaben zu verändern oder die Anzahl der Atemzüge beliebig zu steigern. Bei Missachtung der Regeln kann sich Pranayama negativ auswirken und Unruhe, Verwirrtheit, Kopfschmerzen oder Krankheit zur Folge haben. Die Zahl der Atemzüge darf nur in Absprache mit dem Lehrer oder einem erfahrenen Yogaübenden verändert werden. Intensives Pranayama braucht als Ausgleich besondere Formen der Ernährung und spezielle Entspannungsübungen wie z. B. Savasana, Kundalini-Entspannung, Asana oder Yoginindra. Entspannung kanalisiert die aufgenommene Energie und fördert die Konzentration des Geistes. Wenn Atemübungen regelmäßig geübt wurden, sollte man die Übung nicht plötzlich wieder weglassen. Unruhe und Unausgeglichenheit könnten sonst das Wohlbefinden stören.

Praxis von Pranayama

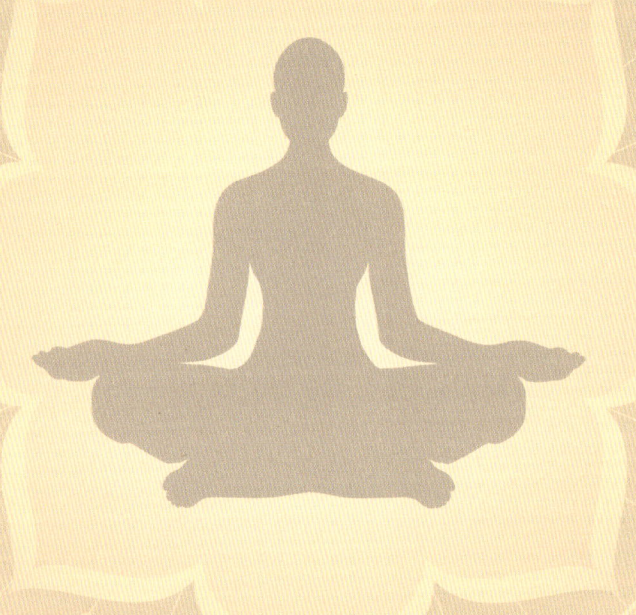

Allgemeine Empfehlungen

- Pranayama soll regelmäßig und korrekt geübt werden.

- Die Wirbelsäule ist aufrecht, der Kopf ist nicht gedreht oder gekippt.

- Der Atem soll stetig und möglichst lautlos strömen.

- Die optimale Übungszeit ist 45 Minuten vor und nach Sonnenaufgang und 45 Minuten vor und nach Sonnenuntergang.

- Atemübungen an der frischen Luft steigern die Wirkung.

- Atemübungen frühestens 45 Minuten nach dem Essen durchführen.

Empfehlungen zu den Übungszeiten

- Morgens: Anuloma Viloma, Bhastrika, Kapala Bhati

- Abends: Brahmari, Omkar, immer wenn Zeit ist: Nadi Shodana Pranayama

Nach der Pranayama-Praxis …

- soll man sich die Hände reiben und die Hände küssen,

- sich mit den Händen über Kopf und Gesicht streichen und sich segnen,

- eine halbe Stunde lang nichts trinken,

- nicht duschen.

Einstimmung vor Pranayama

Äußerlich

- Körper, Gesicht und Hände mit kaltem Wasser waschen

- die Nase reinigen, indem man fünfmal durch den linken Nasenflügel schnaubt und ebenso fünfmal durch den rechten Nasenflügel schnaubt

- den Raum gut lüften bzw. bei offenem Fenster oder draußen üben

Innerlich

In die Stille gehen und drei Versprechen geben:

- kein Wesen zu verletzen – weder in Gedanken, Worten noch Taten

- ein wahrhaftiges Leben zu führen

- die eigenen Gaben weise zu nutzen

Die Hände über dem Herzen falten und Segen mit dem folgenden Mantra erbitten:

Ong sri guru devaya namo namah   (gurus = die Lehrer)
Ong sri rishi devaya namo namah   (rishis = die Weisen)
Ong sri pitraya namo namah   (pitr = die Ahnen)

(Übersetzung: Ich verneige mich vor dem Guru, den Weisen und meinen Vorfahren.)

Anschließend dreimal die Wurzeln der Handflächen verehrungsvoll küssen und mit den Händen über Gesicht und Kopf streichen.

Die Reinigung der energetischen Kanäle (Nadi Sodana Pranayama)

Für westliche Menschen mit vielen Verpflichtungen gegenüber Familie und Gesellschaft eignet sich die Technik Nadi Sodana Pranayama (wörtlich übersetzt: Reinigung der Nadis durch Atemkontrolle) besonders.

Nehmen Sie eine entspannte Sitzposition auf einem Stuhl ein:

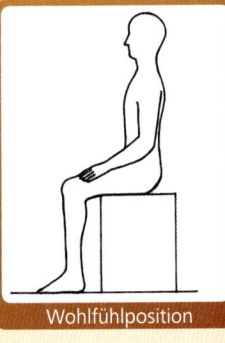
Wohlfühlposition

Oder knien Sie:

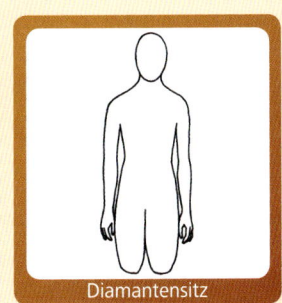
Diamantensitz

Oder nehmen Sie die Lotosposition ein:

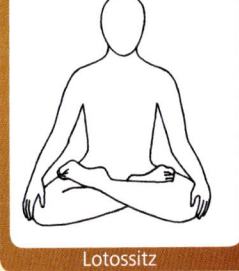
Lotossitz

Oder nehmen Sie eine bequeme Sitzhaltung auf dem Boden, »sukasana«, ein:

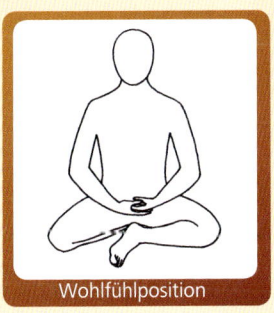
Wohlfühlposition

Lassen Sie Ihre Aufmerksamkeit durch den Körper wandern, und betrachten Sie die Körperbereiche, die vom Atem bewegt werden. Geben Sie dem Atem vollkommene Freiheit. Lassen Sie ihn genau so sein, wie er sein möchte. Beginnen Sie, wenn die Atmung möglichst sanft, fein und geräuschlos geworden ist.

Nadi Sodana Pranayama – Variante I

Die aktive Seite der Nase finden: Wie erkennen Sie die aktive, also die offene Seite Ihrer Nase? Atmen Sie kraftvoll durch beide Nasenlöcher in die Handfläche aus. Dabei bemerken Sie an der Fülle des Atemstroms, dass der Atem durch einen Nasenflügel kraftvoller, offener und aktiver fließt als durch den anderen. Wir bezeichnen diese Nasenseite als aktiv, die andere Nasenseite als passiv.

Die Atmung durch beide Nasenlöcher: Atmen Sie jetzt entspannt durch beide Nasenlöcher gleichzeitig ein und durch beide Nasenlöcher gleichzeitig wieder aus. Tun Sie dies viermal. Sprechen Sie dazu innerlich das Bija-Mantra. Wenn Sie kein persönliches Bija-Mantra haben, sprechen Sie innerlich »brahm« während der Einatmung und »brahm« während der Ausatmung.

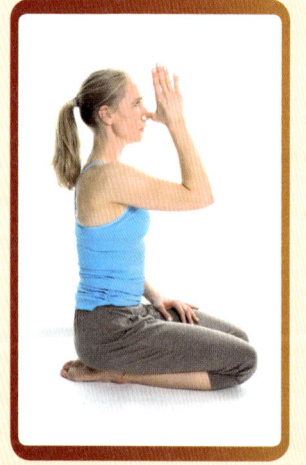

Die Atmung durch das aktive Nasenloch: Finden Sie wieder die aktive Nasenseite. Verschließen Sie die passive Seite. Wenn z. B. die linke Seite der Nase aktiv ist, dann verschließen Sie den passiven rechten Nasenflügel. Rechtshänder nehmen für die rechte Seite den Daumen der rechten Hand, für das linke Nasenloch den Mittel- oder Ringfinger der rechten Hand. Der Zeigefinger wird abgespreizt und weist immer vom Körper weg. Nun atmen Sie durch das aktive linke Nasenloch ein und auch durch das linke Nasenloch wieder aus. Tun Sie das insgesamt viermal. (Echte Linkshänder verfahren mit der linken Hand entsprechend entgegengesetzt.)

Atmung durch das passive Nasenloch: Jetzt verschließen Sie die aktive Seite, in unserem Beispiel die linke Nasenseite, mit dem Mittelfinger oder/und dem Ringfinger der rechten Hand. Der Zeigefinger wird dabei abgespreizt. Atmen Sie durch das rechte Nasenloch ein und wieder aus. Tun Sie dies insgesamt viermal. Rezitieren Sie innerlich das Bija-Mantra.

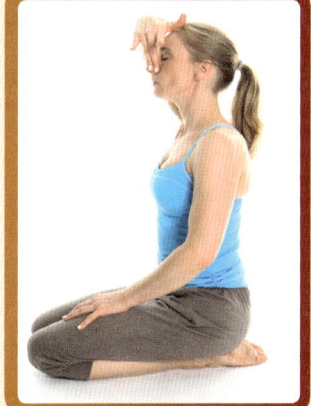

Wechselatmung auf der aktiven Seite: Beginnen Sie auf der aktiven Seite. In unserem Beispiel ist es das linke Nasenloch. Verschließen Sie mit dem Daumen den passiven rechten Nasenflügel, und atmen Sie danach sanft durch das linke Nasenloch ein.
Wechsel: Lösen Sie den Daumen nach der Einatmung, und verschließen Sie mit dem Ringfinger (oder Mittelfinger) den aktiven linken Nasenflügel. Atmen Sie durch das passive rechte Nasenloch aus. Atmen Sie durch das gleiche Nasenloch wieder ein.
Wechsel: Lösen Sie den Ringfinger, und verschließen Sie wieder mit dem Daumen den rechten Nasenflügel. Atmen Sie durch das linke Nasenloch aus. Rezitieren Sie dabei das Bija-Mantra.
Das ist die erste Phase der Wechselatmung. Atmen Sie diese Wechselatmung vier Phasen lang, und beginnen Sie jeweils mit der aktiven Seite. Achten Sie darauf, dass der Zeigefinger stets abgespreizt ist.
Kurzanleitung: links ein, rechts aus, rechts ein, links aus

Wechselatmung auf der passiven Seite: Genauso betreiben Sie die Wechselatmung auf der passiven Seite. Verschließen Sie die aktive linke Seite mit dem Ringfinger (oder Mittelfinger). Atmen Sie durch das passive rechte Nasenloch ein.
Wechsel: Lösen Sie den Ringfinger, und verschließen Sie den passiven rechten Nasenflügel mit dem Daumen. Atmen Sie durch das aktive linke Nasenloch aus. Atmen Sie durch das linke Nasenloch wieder ein. Lösen Sie den Daumen, und verschließen Sie den aktiven linken Nasenflügel wieder mit dem Ringfinger. Atmen Sie durch das rechte Nasenloch aus. Sprechen Sie dabei innerlich das Bija-Mantra. Atmen Sie auf diese Weise vier Phasen lang.

Kurzanleitung: rechts ein, links aus, links ein, rechts aus

Wirkung: Reinigung, Heilung und Meditationsvorbereitung

Nadi Shodana Pranayama – Variante II

- 1. Sechzehn Atemzüge mit Bija-Mantra durch beide Nasenflügel
- 2. Acht Atemzüge durch die aktive Seite
- 3. Acht Atemzüge durch die passive Seite
- 4. Vier Atemzüge Wechselatmung, beginnend auf der aktiven Seite
- 5. Vier Atemzüge Wechselatmung, beginnend auf der passiven Seite

Technik zu Schritt 2: Atmen Sie achtmal durch den linken Nasenflügel ein und aus. Halten Sie dabei Ihr rechtes Nasenloch zu.
Kurzanleitung: achtmal links ein- und links ausatmen

Technik zu Schritt 3: Atmen Sie achtmal durch den rechten Nasenflügel ein und aus. Halten Sie dabei Ihr linkes Nasenloch zu.
Kurzanleitung: achtmal rechts ein- und rechts ausatmen

Technik zu Schritt 4 und 5: Position der Hände bei der Wechselatmung: Verschließen Sie mit dem rechten Daumen den rechten Nasenflügel, die übrigen Finger zeigen senkrecht nach oben. Atmen Sie links ein. Lösen Sie den Daumen wieder. Verschließen Sie mit dem Mittelfinger oder/und dem Ringfinger der rechten Hand den linken Nasenflügel. Halten Sie ihre Hand hoch in Richtung der Stirnhöhe. Atmen Sie auf der rechten Seite aus. Lösen Sie Mittelfinger oder/und Ringfinger wieder.
Verschließen Sie mit dem rechten Daumen den rechten Nasenflügel, die übrigen Finger zeigen dabei senkrecht nach oben. Atmen Sie auf der linken Seite aus.

Wechselatmung: Halten Sie das rechte Nasenloch zu, atmen Sie links ein. Halten Sie dann das linke Nasenloch zu, atmen Sie rechts aus. Atmen Sie auf der gleichen Seite, also rechts, ein. Verschließen Sie das rechte Nasenloch, und atmen Sie auf der linken Seite wieder aus. Führen Sie dieselbe Technik in gleicher Haltung auf der linken Seite durch.
Kurzanleitung: links ein, rechts aus, rechts ein, links aus; viermal links beginnend, dann viermal rechts beginnend

Wirkung: Reinigung, Heilung und Meditationsvorbereitung

Nadi Sodana Pranayama – Variante III

- 1. Vier Atemzüge mit Bija-Mantra durch beide Nasenflügel

- 2. Vier Atemzüge durch die aktive Seite

- 3. Vier Atemzüge durch die passive Seite

- 4. Vier Atemzüge Wechselatmung, beginnend auf der aktiven Seite

- 5. Vier Atemzüge Wechselatmung beginnend auf der passiven Seite

- 6. Vier Atemzüge Wechselatmung mit einem Stopp, beginnend auf der aktiven Seite

- 7. Vier Atemzüge Wechselatmung mit einem Stopp, beginnend auf der passiven Seite

- 8. Vier Atemzüge Wechselatmung mit zweimaligem Stopp, beginnend auf der aktiven Seite

- 9. Vier Atemzüge Wechselatmung mit zweimaligem Stopp, beginnend auf der passiven Seite

Ausführungen zu den Punkten 1–5: siehe Nadi Shodana Pranayama Variante I

Technik zu den Punkten 6 und 7: Atmen Sie auf der linken Seite ein, halten Sie dann den Atem an. Atmen Sie auf der rechten Seite einen Teil der Luft aus, und halten Sie den Atem wieder an. Atmen Sie dann rechts den Rest der Luft aus, und halten Sie den Atem wieder an.
Atmen Sie auf der rechten Seite ein, halten Sie dann den Atem an. Atmen Sie auf der linken Seite einen Teil der Luft aus, und halten Sie den Atem wieder an. Atmen Sie dann links den Rest der Luft aus, und halten Sie den Atem wieder an.
Wiederholen Sie diesen Zyklus viermal.
Kurzanleitung linke Seite: links einatmen, Stopp, rechts wenig ausatmen, Stopp, rechts alles ausatmen, Stopp, rechts einatmen, Stopp, links wenig ausatmen, Stopp, links alles ausatmen, Stopp, vier Durchgänge
Kurzanleitung rechte Seite: rechts einatmen, Stopp, wenig links ausatmen, Stopp, links alles ausatmen, Stopp

Technik zu den Punkten 8 und 9: Atmen Sie auf der linken Seite ein, halten Sie dabei inne, dann atmen Sie auf der linken Seite vollständig ein. Atmen Sie einen Teil der Luft durch den rechten Nasenflügel aus. Dann halten Sie den Atem an.
Atmen Sie einen weiteren Teil der Luft aus, und halten Sie erneut den Atem an. Atmen Sie in die Restluft hinein durch die rechte Seite ein.
Atmen Sie einen Teil der Luft durch die linke Seite aus. Dann halten Sie Ihren Atem an. Atmen Sie die gesamte Luft durch die linke Nasenseite aus.
Wiederholen Sie diesen Zyklus viermal. Beginnen Sie auf der linken Seite.
Kurzanleitung linke Seite: links einatmen, Stopp, links ganz einatmen, rechts ersten Teil der Luft ausatmen, Stopp, rechts zweiten Teil der Luft ausatmen, Stopp, rechts ganz einatmen, links wenig ausatmen, links ganz ausatmen
Kurzanleitung rechte Seite: rechts einatmen, Stopp, rechts ganz einatmen, links ersten Teil der Luft ausatmen, Stopp, links zweiten Teil der Luft ausatmen, Stopp, links ganz einatmen, rechts wenig ausatmen, rechts ganz ausatmen

Wirkung: Reinigung, Heilung und Meditationsvorbereitung

Es gibt viele verschiedene Formen von Pranayama. Einige davon werden hier vorgestellt. Sie sind meist für Fortgeschrittene gedacht, einfacher sind die Übungen »Hummel in der Lotosblüte«, »Löwenatmung« und »Lachpranayama«.

Anuloma Viloma – Wechselatmung

Technik: Verschließen Sie mit dem rechten Daumen den rechten Nasenflügel, die übrigen Finger zeigen senkrecht nach oben. Atmen Sie auf der linken Seite ein.
Verschließen Sie mit dem Mittelfinger oder/und dem Ringfinger der rechten Hand den linken Nasenflügel. Halten Sie die Hand hoch in die Richtung der Stirnhöhle. Atmen Sie auf der rechten Seite aus.
Atmen Sie auf der rechten Seite in der gleichen Haltung ein. Verschließen Sie mit dem rechten Daumen den rechten Nasenflügel, die übrigen Finger zeigen senkrecht nach oben. Atmen Sie auf der linken Seite aus.
Kurzanleitung: links einatmen, rechts ausatmen, rechts einatmen, links ausatmen

Seitenwechsel: Nach der gewünschten Zahl von Wiederholungen beginnt man mit der zweiten gegensätzlichen Phase: rechts einatmen, links ausatmen, links einatmen, rechts ausatmen
Der Rechtshänder benutzt immer die rechte Hand.

Anzahl: 10- bis 80-mal auf jeder Seite

Qualität der Atmung: eher langsam, ruhig und sanft

Wirkung: Die Wechselatmung harmonisiert das endokrine System und sorgt für einen Ausgleich im Hormonhaushalt und in allen Körpersystemen.

Besonderheiten: Die Luft sollte nicht in die Hand strömen, damit nur frische Luft aufgenommen wird.

Kapala Bhati – Schädelleuchten

(kapala = Schädel; bhati = Licht)

Technik: Der Schwerpunkt dieser Technik liegt auf der Ausatmung. Man atmet mithilfe der Bauchmuskeln rhythmisch aus. Dabei bewegt sich der Bauch heftig in Richtung Wirbelsäule.

Position der Hände: Daumen-Zeigefinger-Mudra (Chin-Mudra)

Anzahl der Wiederholungen: Mindestens 100-mal. Man zählt mithilfe der linken Hand oder übt drei bis fünf Minuten.

Qualität der Atmung: kräftiges, rasches Schnauben

Wirkung: reinigend und entgiftend; alle verbrauchte Luft wird ausgeatmet

Bhastrika – Blasebalg-Atmung

Technik: Ein- und Ausatmung werden gleich gewichtet. Man atmet wie ein Blasebalg, aber dennoch leicht in den Lungen- und Schulterbereich aus und ein.

Qualität der Atmung: leicht, rhythmisch

Anzahl der Wiederholungen: 100-mal und mehr

Wirkung: Bhastrika entfernt den negativen Druck aus dem Leben. Es nimmt alle Blockaden. Alle inneren Systeme werden ausgeglichen. Es trägt zur Schönheit bei und fördert tiefen Schlaf.

Besonderheit: eher geeignet für erfahrene Übende

Brahmari – Die Hummel in der Lotosblüte

(Bhramara ist der Name einer großen schwarzen Hummel.)

Technik: Verschließen Sie mit den Zeigefingern die Ohren, sodass Geräusche noch hörbar sind. Schließen Sie Ihre Augen leicht. Die Ober- und Unterkiefer liegen entspannt aufeinander. Lassen Sie aus der Mitte der geschlossenen Kiefer einen summenden Ton (»vannnnnnn«) entstehen, den Sie zur Kopfmitte schicken und dem Sie innerlich zuhören. Beobachten Sie mit Ihrem inneren Auge die summende Hummel in der Lotosblüte, die sich in Ihrer Kopfmitte befindet. Lauschen Sie dem Ton lange nach.

Anzahl der Wiederholungen: zehnmal oder öfter; am besten zweimal täglich zehn Minuten

Wirkung: Brahmari fördert durch Regulierung der Hypophyse ruhigen Schlaf und geistige Klarheit. Es unterstützt auch bei Tinnitus. Die Technik verhilft zu geistiger Ruhe und spirituellem Fortschritt. Bei Kindern fördert es die Konzentration und das Interesse am Lernen und beseitigt Versagensängste. Brahmari frischt das Gedächtnis auf und bewahrt die Jugendlichkeit.

Shitlahari Pranayama

Position: im Sitzen oder auf dem Bauch liegend mit aufgestützten Ellbogen, Kinn auf die Hände stützen

Technik: Rollen Sie die Zunge, und strecken Sie diese ein kleines Stück über die geöffneten Lippen hinaus. Atmen Sie die Luft mit einem Schlangen-Zischlaut kräftig aus.

Anzahl der Wiederholungen: 5-/ 7-/ 11-/ 21 / 51 oder 101-mal

Wirkung: Diese Technik reinigt, kühlt, verleiht Energie und reguliert den Wasserhaushalt im Körper.

Shitakari Pranayama

Position: im Sitzen oder im Liegen

Technik: Stützen Sie Ihren Kopf in Ihre Hände mit gespreizten Fingern, strecken Sie die Zunge leicht nach vorne. Öffnen Sie Ihren Mund leicht, und erzeugen Sie eine Art Pfeifen.

Anzahl der Wiederholungen: 5-/ 7-/ 11-/ 21-/ 51- oder 101-mal

Wirkung: Shitakari Pranayama versorgt den Körper mit Wasser und Energie und reguliert das durch die Übungen entstehende Feuer im Körper.

Vipassana Pranayama

Position: Setzen Sie sich im Fersensitz auf die Füße. Ihre Knie sind vorne auf dem Boden. Stützen Sie hinten die Füße auf die Zehen. Stützen Sie die Hände in die Hüften.

Technik: Die Augen sind halb geschlossen. Der Blick ist auf die Nasenspitze gerichtet. Lassen Sie den Atem langsam und gleichmäßig ein- und ausströmen. Beobachten Sie den Atem dabei. Spüren Sie nach, wie die Luft durch die Nasenflügel streicht.

Dauer: drei bis fünf Minuten

Wirkung: Diese Methode hilft Ratsuchenden, klare und angemessene Entscheidungen zu treffen. Sie beruhigt bei Unruhe und Rastlosigkeit.

»Hu«-Meditation oder auch Dynamische Meditation

Position: im Stehen

Technik: Hüpfen Sie wie ein Gummiball auf und ab, und rufen Sie dabei laut »Hu«. Strecken Sie Ihre Arme bei jedem Sprung schwungvoll nach oben.

Dauer: drei Minuten und länger

Wirkung: Diese Übung entspannt und erleichtert den Einstieg in einen meditativen Zustand.

Singh Pranayama – Löwenatmung

Position: Schneidersitz

Technik: Stützen Sie die Hände mit nach außen gerichteten Fingerspitzen vor den Füßen flach ab. Strecken Sie Ihre Zunge weit heraus, und brüllen Sie laut wie ein Löwe: »Haaaa!«

Wirkung: Diese Technik hilft, allen Ärger, Frustration, Gier, Eifersucht und negative Gedanken loszulassen.

Lach-Pranayama

Position: im Sitzen oder im Stehen

Technik: Verschränken Sie die Finger, strecken Sie die Arme hoch, und drehen Sie die Hände so, dass die Handflächen nach oben weisen. Drehen Sie den Oberkörper abwechselnd zur rechten und dann zur linken Seite, und lachen Sie dabei ganz laut: »Hahahahahahahahahahahahaha.«

Dauer: drei bis fünf Minuten

Wirkung: Das Lach-Pranayama entspannt und macht fröhlich.

Om-Kara-Pranayama

Position: im Sitzen

Technik: Atmen Sie durch die Nase ein und aus. Singen Sie »om«. Beobachten Sie zunächst Ihre Nasenspitze und dann die 1000-blättrige Lotosblume. In der Mitte auf der Lotosblume mit ihren 1000 Blättern sitzt Lord Shiva (oder eine lichte Gestalt) und leuchtet hell und strahlend. Auf jedem Blatt der Lotosblume erstrahlt ein Licht. Wenn Sie diese Vorstellung stabil vor dem inneren Auge sehen, verbindet sich das Bewusstsein mit dem Licht und dem Selbst. Das »Om« wird zum Schwingen gebracht, ausgesandt und kehrt wieder zu Ihnen zurück.

Anzahl der Wiederholungen: 5-/ 7-/ 11-/ 21-/ 51- oder 101-mal

Wirkung: Diese Technik ermöglicht spirituelles Wachstum.

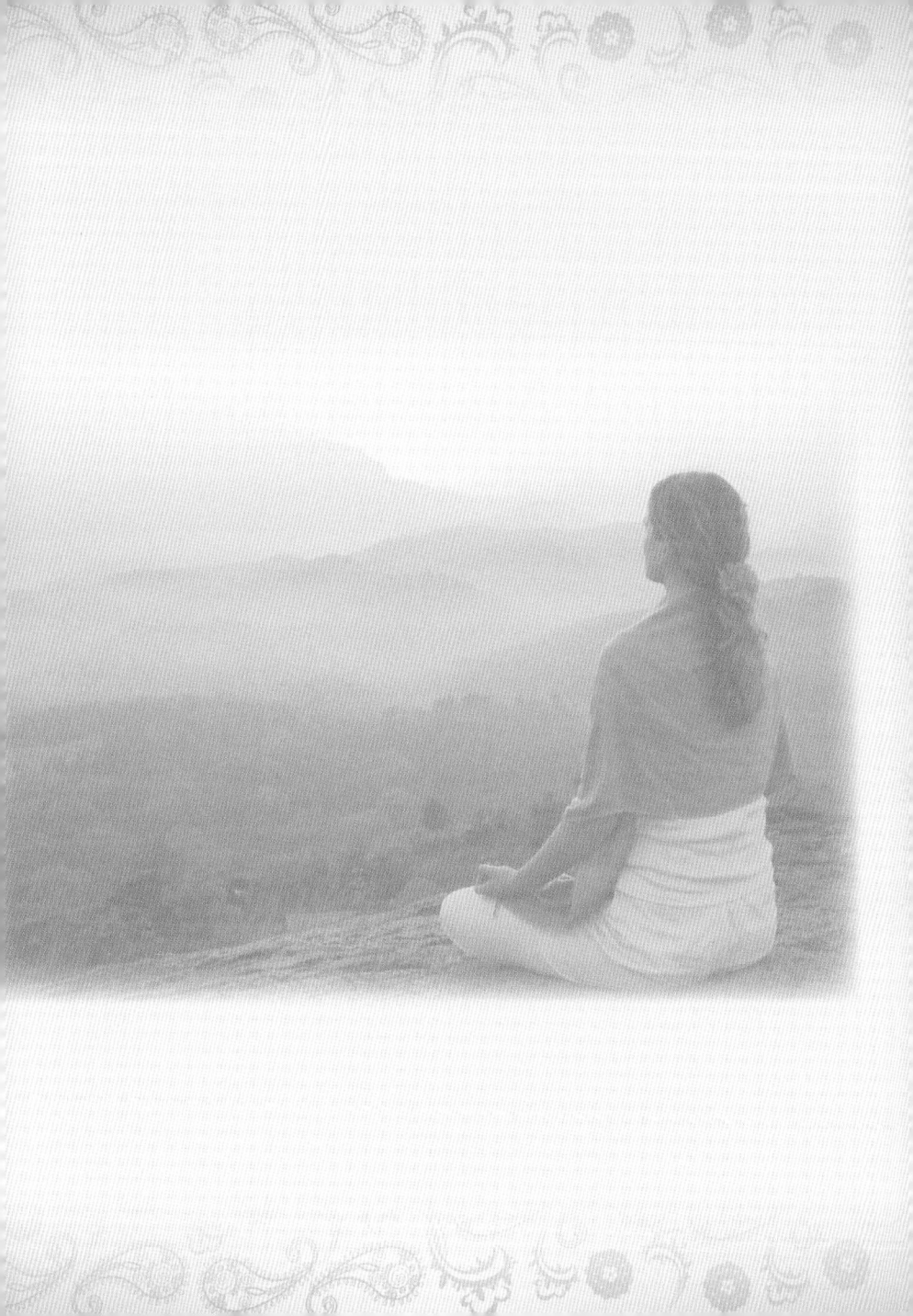

Die Körperübung
(Pavana Mukta Asana)

Definition

Es gibt im Kundalini Kriya Yoga einen Übungszyklus, um den physischen Körper gesund zu erhalten. Dieser Übungszyklus heißt im Sanskrit »pavana mukta asana«.

»Pavana« bedeutet »Reinigung«, um den Körper rein und heil zu machen. »Pavana« bedeutet auch »Luft« oder »Wind«. »Mukta« heißt übersetzt »befreit, erlöst«. »Asana« ist der Sanskritname für »Körperhaltung/Körperübung«. Die Pavana Mukta Asana reinigt alle Bereiche des Körpers und befreit sie von sogenannter schlechter Luft. In erster Linie werden Schlackenstoffe aus den Gelenken entfernt und die Beanspruchung der Gelenke reduziert. Dadurch wird auch die Oberfläche der Gelenke regeneriert. Allmählich wird dadurch auch der Atem frei. Auf diese Weise wird der Körper gestärkt und erhalten. Bei dieser Körperübung werden alle Gelenke bewegt. Die Körperübung reinigt den Körper im feinstofflichen Feld mithilfe des Atems und eines Mantras. Daher heißt diese Übung auch Pavana Mukta Asana, weil Atem und Bewegung verbunden sind. Sie hält den physischen Körper gesund, entgiftet ihn und bereitet ihn darauf vor, durchlässig und aufnahmebereit für die Kundalini-Energie zu werden.

Hintergrund und Wirkung der Pavana Mukta Asana

Im Ayurveda, der indischen Wissenschaft vom Leben, werden viele verschiedene Ursachen für Krankheiten herausgestellt. Als eine der Hauptursachen gilt »vayu«, die schädigende Luft. Aus ayurvedischer Sicht hat diese Art Luft mit Störungen der Gallenblase und ihrer Sekretion zu tun. Auch der Husten hängt mit dem Element Luft zusammen und wird dadurch beeinflusst. Die Pavana Mukta Asana kann bei solchen Störungen helfen, denn sie unterstützt die Kontrolle des Elements Luft.

Die Körperübung bewegt und belebt jedes Gelenk, indem rhythmisch und synchron mit der Beugung des Gelenks eingeatmet und mit der Streckung ausgeatmet wird. Dadurch wird die schädliche »Luft« aus dem Gelenk entfernt. Negativer Druck wird weggenommen und positive Energie in den Körper gebracht. Dadurch werden alle Stoffwechselfunktionen verbessert und Stresssymptome kontrolliert, sodass die vitalen Funktionen angemessen in Gang kommen.

Die Körperübung bringt entscheidende Vorteile für die Gesundheit, egal wie alt jemand ist und in welchem physischen Zustand er sich befindet. Die entspannte und konzentrierte Bewegung der Gelenke steigert die Befeuchtung im Gelenkraum und verleiht Gelenken, Muskeln und Sehnen Stärke und Beweglichkeit. Die Übungen sind einfach durchzuführen und für jedes Alter auch für Menschen mit eingeschränkter körperlicher Beweglichkeit geeignet. Alle Gelenke und alle verbindenden Funktionen im Körper werden mit kreisförmigen Bewegungen bewegt. Dabei wird der physische Körper gereinigt und entgiftet, weil die Gelenke von schädlichen Stoffen befreit werden. Die Wirkung geht vom energetischen Körper aus und entfaltet sich bis in die Zellen, Nerven, Gefäße und Gelenke des physischen Körpers. Auch ein winzig kleines Übungsprogramm hat Einfluss auf Körpergewicht und Gesundheit und steigert das Wohlbefinden.

Jede Bewegung wird rhythmisch vom Atem begleitet. Die Einatmung erfolgt bei der Beugung des Körperteiles, die Ausatmung bei dessen Streckung. Wenn die Bewegung kreisförmig ist, wird mit der Aufwärtsbewegung ein- und mit der Abwärtsbewegung ausgeatmet. So werden beispielsweise die Schultern in der Einatmungsphase gehoben und in der Ausatmungsphase wieder gesenkt. Mit den Bewegungen wird ein für die Person individuell geeignetes Wort innerlich mitgesprochen oder besser noch mitgedacht. Dieses Wort ist genau auf die körperlich-geistig-seelische Situation des Übenden abgestimmt. Daher hat es eine tiefe Bedeutung für das Bewusstsein. Im Sanskrit wird ein solches Wort Mantra genannt, und ein individuell passendes Wort Bija-Mantra – Keim-Mantra. »Bija« (sprich: bietsch) bedeutet »Samen«. Im Samen des Apfelbaumes, nämlich im Apfelkern, ist das ganze Potenzial des Apfelbaumes enthalten. Der Apfelkern ist also der Apfelbaum. Man braucht Erfahrung, Vorstellungskraft und einen kreativen Geist, um sich im Apfelkern den Apfelbaum der Zukunft vorzustellen. Genauso kann man sich das Verhältnis zwischen dem Bija-Mantra und dem Menschen, auf den es zugeschnitten ist, vorstellen. Das Bija-Mantra entspricht dem Potenzial des Menschen, der dabei ist, es in all seinen Möglichkeiten zu entfalten. Das Bija-Mantra ist der Schlüssel zur eigenen Vollkommenheit. So wie die Formel eines Gens die Erbsubstanz beschreibt, so enthält das Bija-Mantra den Kern aller Informationen und Anweisungen, der die Person mit der eigenen Göttlichkeit verbindet.

Bei jeder Bewegung in dieser Asana denkt die übende Person eine Silbe ihres meist zweisilbigen »Samenwortes« mit. Eine Silbe wird beim Einatmen gedacht, die andere beim Ausatmen. Um das individuell geeignete Bija-Mantra herauszufinden, ist ein Lehrer nötig, dessen Bewusstsein nicht an die Grenzen von Zeit und Raum gebunden ist. Nur ein solcher Lehrer, ein Guru, kann das wahre und wirkliche Potenzial dieser Person erkennen. Er ist in der Lage, das Bija-Mantra zu vergeben. Wer (noch) kein solches Bija-Mantra hat, lässt mit der Einatmung das Mantra »brahm« und mit der Ausatmung wieder das Mantra »brahm« mitfließen. Damit werden die Funktionen des Körpers optimal in ihrem Zusammenspiel unterstützt und reguliert. Das Bija-Mantra wird vom Atem getragen. Eine Silbe verbindet sich mit der Einatmung, die andere Silbe schwingt in der Ausatmung mit. Gleichzeitig bewegt sich der Körper, und alle Funktionen im Körper agieren harmonisch. Der Übende wird gesundheitlich immer stabiler und ist in der Lage, das innere Potenzial zu aktivieren.

Bei allen Körperübungen sollte man lockere Kleidung tragen – naturrein, aus Wolle oder aus individuell angenehmen Material, angepasst an Temperatur und Jahreszeit. Am besten ist es, in Richtung Osten oder Westen zu praktizieren. Während der Yogaübungen sollte der Körper aus energetischen Gründen nicht in direktem Kontakt mit der Erde stehen. Man sollte auf einer Wolldecke, auf einem Fell oder auf einem Tuch üben. Yogabewegungen werden rhythmisch und stetig ausgeführt. Praktizierende mit Hals- und Rückenproblemen sollten die Übungen mit Vorwärtsbeugung sehr achtsam durchführen und notfalls vermeiden. Schmerzgrenzen dürfen nicht überschritten werden. Die Wirbelsäule ist dabei stets so aufrecht wie möglich. Es ist sinnvoll, Yogaübungen immer zur gleichen Zeit und am gleichen Ort durchzuführen. Wenn das nicht möglich ist, kann man auch irgendwann und irgendwo üben. Jede Zeit ist als Yogazeit geeignet. Die beste Übungszeit ist 45 Minuten vor und nach Sonnenaufgang und 45 Minuten vor und nach Sonnenuntergang.

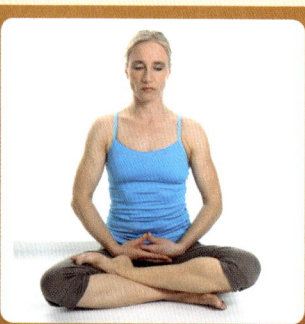
Padmasana

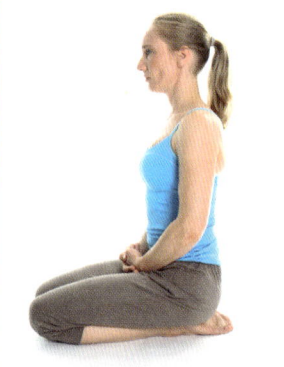
Vajrasana

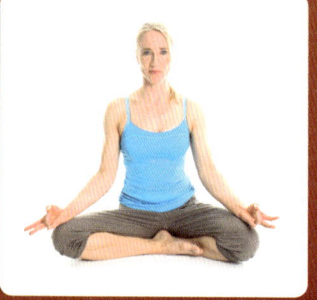
Vollkommener Sitz

Die Übungen können in unterschiedlichen Positionen durchgeführt werden:

- im halben Lotossitz (Padmasana), rechter Fuß auf dem linken Oberschenkel, linker Fuß unter Schenkel oder Gesäß (oder gegengleich)

- im ganzen Lotossitz (Padmasana), rechter Fuß auf linkem Schenkel, linker Fuß auf rechtem Schenkel

- im Diamantsitz (Vajrasana)

- im vollkommenen Sitz (Siddhasana), eine Ferse im Anus, die andere drückt auf den Genitalbereich

- mit aufrechter Wirbelsäule auf einem Stuhl

Wenn man die komplette Yogaeinheit üben möchte, beginnt man mit den Körperübungen, macht dann Pranayama und schließt dann Meditation und Entspannungsübung an. Frische Luft ist bei allen Übungen von hohem Wert.
Verbinden Sie sich mit der Natur und den Elementen. Anspannung sollte vermieden bzw. ferngehalten werden. Organisieren Sie ihr Leben im Sinne der ethischen Prinzipien des Yama-Niyama. Dann wird alle Spannung verschwinden.

Praxis der Pavana Mukta Asana

Ziel: Reinigung, Stärkung und Gesunderhaltung des Körpers

- Das persönliche Bija-Mantra fließt ständig in der Ein- und Ausatmung mit. Der Atem versorgt die Gelenke und die Organe mit Sauerstoff. Wenn Sie kein persönliches Bija-Mantra haben, sprechen Sie innerlich mit der Einatmung das Mantra »brahm« und während der Ausatmung ebenfalls das Mantra »brahm«.

- Machen Sie jede Übung dreimal oder fünfmal, und bei wenig Zeit nur einmal.

- Beginnen Sie links. Linkshänder beginnen rechts.

- Beginnen Sie in Rückenlage.

- Die Beine sind leicht geöffnet.

- Die Handflächen weisen nach oben.

- Lassen Sie den Atem ruhiger werden, bis er im Sonnengeflecht und Bauch spürbar wird.

- Sollten Sie bei einer Übung Schmerzen haben, lassen Sie diese Übung aus.

- Üben Sie nüchtern, also frühestens 45 Minuten nach einer Mahlzeit.

- Bitte beachten Sie, dass Sie immer während der Beugung des Gelenks einatmen und bei der Streckung ausatmen.

- Bei Kreisbewegungen atmen Sie in der Aufwärtsbewegung ein und in der Abwärtsbewegung aus.

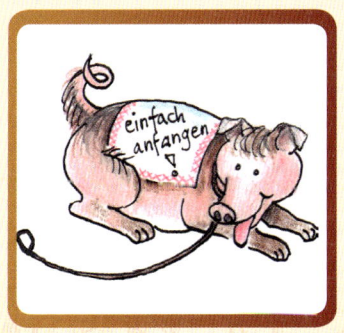

I. Zehen, Füße, Beine, Hüfte

Position: auf dem Rücken liegend

Beugen und strecken Sie die Zehen des linken Fußes, dann die Zehen des rechten Fußes, anschließend die Zehen beider Füße.
Beugen und strecken Sie Ihre Füße aus dem Sprunggelenk heraus – zuerst den linken Fuß, dann den rechten Fuß, schließlich beide Füße.
Kippen Sie Ihre Füße aus dem Sprunggelenk heraus nach innen und außen.
Lassen Sie Ihren linken Fuß zuerst im Uhrzeigersinn, dann gegen den Uhrzeigersinn kreisen. Wiederholen Sie dies mit dem rechten Fuß. Lassen Sie dann beide Füße gleichzeitig kreisen.
Beugen und strecken Sie Ihre Knie, ziehen Sie dabei die Ferse in Richtung Oberschenkel – zuerst mit dem linken Bein, dann mit dem rechten und anschließend mit beiden Beinen.
Bewegen Sie Ihre Beine wie beim Radfahren – erst langsam, dann schneller.
Strecken Sie Ihr linkes Bein gerade in die Höhe, spannen Sie dabei Gesäß und Oberschenkel an. Heben Sie bei der Einatmung das Bein, und senken Sie es während der Ausatmung. Wiederholen Sie dies mit dem rechten Bein und schließlich mit beiden Beinen. (Machen Sie diese Übung nicht bei Rückenproblemen!)
Lassen Sie Ihr linkes Bein aus der Hüfte heraus kreisen, erst im, dann gegen den Uhrzeigersinn. Verfahren Sie genauso mit dem rechten und wenn möglich mit beiden Beinen gleichzeitig.
Atmen Sie aus. Spannen Sie dann Füße, Beine, Damm und Beckenbereich an, drücken Sie die Muskeln fest zusammen, und entspannen Sie sie wieder. Spüren Sie in Ihrem Körper nach.
Atmen Sie aus. Spannen Sie die Gesäß-, Oberschenkel- und Unterbauchmuskeln an, heben Sie die Beine fünf Zentimeter hoch, und lassen Sie sie wieder los. Die Hände liegen dabei mit geschlossenen Fingern auf dem Unterbauch. Spüren Sie in Ihrem Körper nach.
Atmen Sie aus. Spannen Sie Rücken-, Brust-, Hals- und Nackenmuskulatur an, heben Sie dabei den Kopf, und betrachten Sie Ihre Füße.
Atmen Sie aus. Spannen Sie alle Muskeln an. Heben Sie Ihre Füße und Ihren Kopf. Betrachten Sie Ihre Zehen (siehe Bild), entspannen Sie sich. Spüren Sie in Ihrem Körper nach.

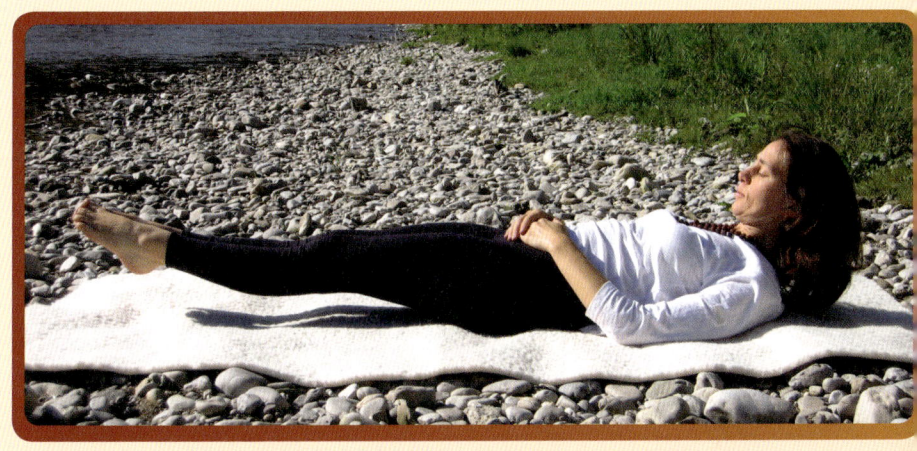

Spreizen und schließen Sie Ihre Beine. Strecken Sie Ihre Arme über den Kopf. Spüren Sie, wie der Körper gedehnt wird und wie sich die Chakren ausrichten. Drehen Sie sich auf die linke Seite. Das linke Bein ist dabei gestreckt, das rechte gebeugt. Entspannen Sie sich. Nehmen Sie Ihren Körper mit Freude an. Linkshänder machen diese Übung seitenverkehrt.

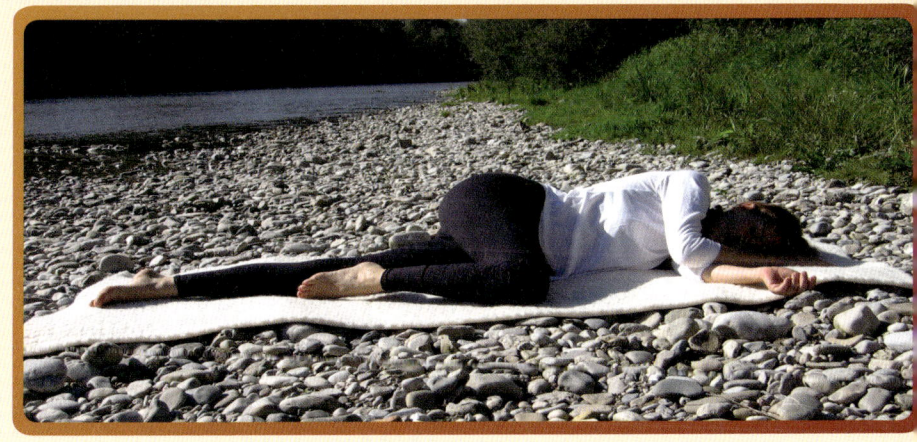

II. Rücken

Position: in Bauchlage flach auf dem Boden

Legen Sie Ihre Hände neben der Brust auf den Boden, und heben Sie Kopf und Oberkörper. Verweilen Sie eine Zeit lang in dieser Haltung, und senken Sie Kopf und Oberkörper wieder.
Stützen Sie die Ellbogen auf, und legen Sie Ihr Kinn in die Hände. Öffnen Sie die Augen weit, und entspannen Sie Gesicht und Augen wieder. Lassen Sie die Luft stoßweise durch die Schneidezähne zischend ausströmen.

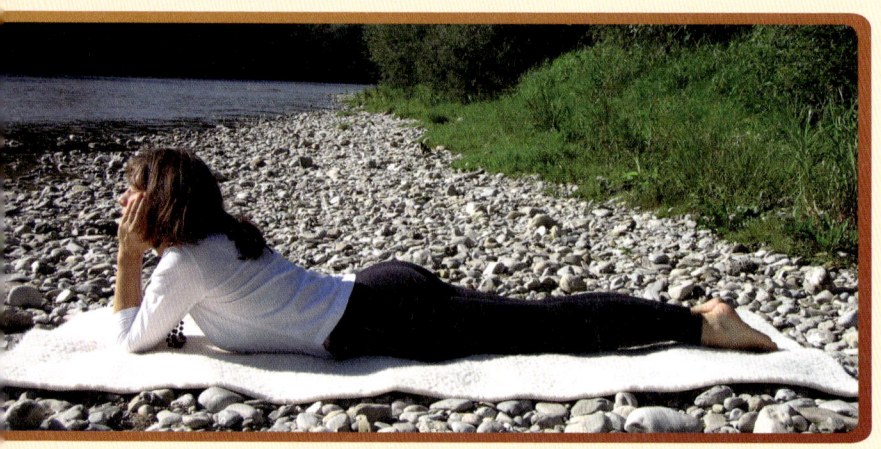

III. Hände, Arme, Schultern

Position: im Sitzen mit aufrechter Wirbelsäule

Strecken Sie Ihre Arme und Hände nach vorn. Die Handflächen sind nach unten gerichtet. Ballen Sie während des Einatmens die Hände (Daumen nach innen), und nehmen Sie dabei viel Sauerstoff auf (pranic shakti). Strecken Sie Ihre Finger während des Ausatmens wieder.
Bewegen Sie Ihre Hände aus dem Handgelenk heraus nach außen und innen.
Sie bewegen dann die Hände nach oben und unten.
Strecken Sie Ihre Arme aus, und lassen Sie sie aus dem Handgelenk kreisen.
Ballen Sie die Hände, und lassen Sie diese nach innen und dann nach außen kreisen.
Beugen und strecken Sie Ihre Ellbogen (siehe Bild).

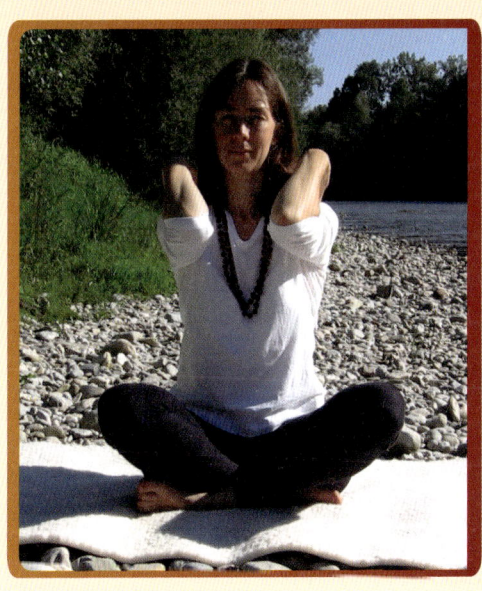

Legen Sie Ihre Hände mit Fingerkuss (alle Finger berühren den Daumen) auf die Schultern, öffnen Sie die Ellbogen möglichst weit nach hinten, und führen Sie sie wieder vor der Brust zusammen. Weiten Sie den Brustkorb durch Ihre Atmung.
Lassen Sie Ihre Hände mit Fingerkuss auf den Schultern verweilen. Beschreiben Sie mit Ihren Ellbogen Kreise aus dem Schultergelenk heraus – zuerst rückwärts und dann vorwärts.
Ziehen Sie die Schultern bis zu den Ohren hoch. Ihre Hände mit Fingerkuss verweilen dabei auf den Schultern. Dann entspannen Sie die Muskeln wieder.

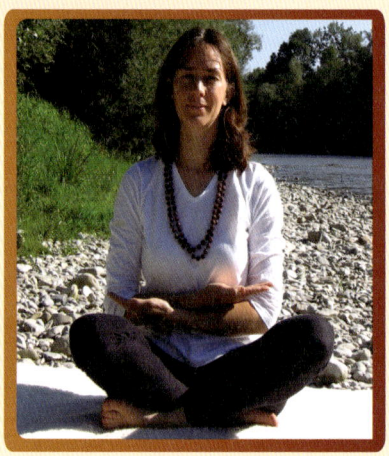

Pressen Sie Ihre Ellbogen gegen die Rippen, richten Sie die Handinnenflächen nach oben, und bewegen Sie die Hände und Unterarme nach außen und innen, überkreuzen Sie sie vor dem Bauch (siehe Bild) – abwechselnd die rechte Hand über die linke, dann umgekehrt.
Strecken Sie Ihre Arme nach vorne, heben Sie beide gestreckt über den Kopf, und senken Sie die Arme wieder.
Strecken Sie die Arme seitlich nach oben über den Kopf. Die Handrücken zeigen dabei nach innen ohne sich zu berühren. Die Oberarme berühren aber die Ohren.
Umfassen Sie Ihre Handgelenke hinter dem Rücken, und ziehen Sie Hände und Arme weit nach oben, sodass abwechselnd der rechte und nach einem Griffwechsel der linke Handrücken den Rückenbereich um die Wirbelsäule herum reibt.

IV. Kopf und Hals

Position: im Sitzen

Strecken Sie Ihre Halswirbelsäule.
Pressen Sie die linke Hand an den Hinterkopf nah am linken Ohr. Machen Sie dasselbe auf der rechten Seite.
Falten Sie die Hände hinter dem Kopf. Erzeugen Sie damit Druck und Gegendruck am Hinterkopf.
Ihre Hände umfassen sich hinter dem Kopf. Die Finger der rechten Hand ziehen fünfmal nach rechts, anschließend ziehen die Finger der linken Hand fünfmal nach links.
Positionieren Sie Ihre beiden Daumen unter Ihrem Kinn, und drücken Sie diese nach oben.
Drücken Sie mit Ihrer linken Hand gegen die linke Wange. Anschließend machen Sie dasselbe auf der rechten Seite.
Drücken Sie Ihre linke Hand gegen die linke Schläfe. Anschließend machen Sie dasselbe auf der rechten Seite.
Öffnen Sie Ihren Mund weit, und schließen Sie ihn entspannt wieder.
Strecken Sie Ihre Zunge hinaus, und ziehen Sie sie wieder zurück.
Drehen Sie den Kopf von der Mitte nach links, dann von der Mitte nach rechts. Die Augen sind dabei geöffnet. Lassen Sie Ihren Blick entspannt in einem weiten Bogen über die Umgebung schweifen.
Lassen Sie Ihr linkes Ohr auf die linke Schulter sinken, dann Ihr rechtes Ohr auf die rechte Schulter.
Senken Sie Ihr Kinn bis fast an das Brustbein hinab, beschreiben Sie mit dem Kopf einen Halbkreis nach links oben, dann wieder einen Halbkreis zurück nach links bis unten. Anschließend machen Sie dasselbe auf der rechten Seite.

V. Gesicht

Richten Sie die Halswirbelsäule auf, und blicken Sie entspannt in die Ferne.

Spitzen Sie Ihren Mund. Ziehen Sie ihn nun abwechselnd zu einem breiten Lächeln, und spitzen Sie ihn wieder.

Blasen Sie Ihre Backen auf, und lassen Sie Luft durch den Mund ausströmen.

Ziehen Sie Ihre Nase nach oben, und lösen Sie die angespannten Muskeln wieder.

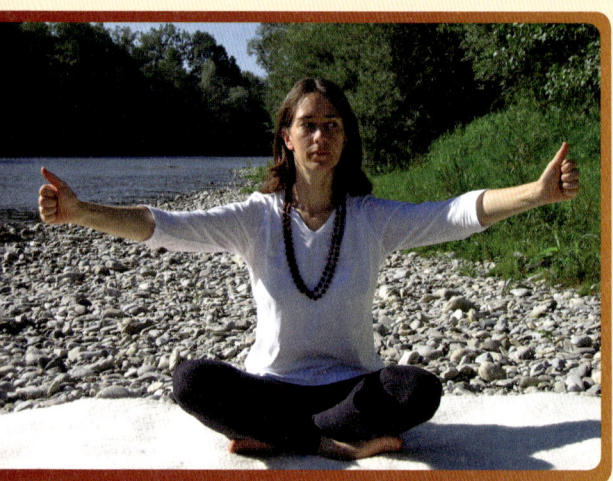

Öffnen Sie Ihre Augen weit, dann kneifen Sie sie fest zusammen – abwechselnd. Lassen Sie dabei das Gesicht ausdruckslos.

Ziehen Sie Ihre Brauen hoch, und lassen Sie sie wieder sinken.

Richten Sie Ihre Augen nach oben, dann nach unten und dann nach links und rechts – so weit wie möglich.

Beschreiben Sie mit dem rechten oder dem linken Zeigefinger einen Kreis. Folgen Sie der Fingerspitze mit den Augen.

Strecken Sie Ihre Arme seitlich aus, richten Sie die Daumen nach oben, bewegen Sie Ihre Augen in einem Halbkreisbogen. Lassen Sie dabei Ihren Blick vom linken Daumen zum rechten Daumen und wieder zurück wandern (siehe Bild). Halten Sie den Kopf ruhig, und nehmen Sie alles im Raum sorgsam wahr.

Strecken Sie einen Arm über den Kopf nach oben, den anderen Arm strecken Sie entgegengesetzt nach unten. Ihre Daumen sind abgespreizt. Bewegen Sie Ihre Augen in einem entspannten Halbkreisbogen in der Vertikalen, und nehmen Sie alles sorgsam wahr.

Verfahren Sie anschließend genauso, nur richten Sie bitte Ihre Daumen nach unten. Bewegen Sie Ihre Augen in einem Halbkreisbogen diagonal von links unten nach rechts oben – anschließend in der entgegengesetzten Richtung.

Strecken Sie Ihren rechten oder Ihren linken Zeigefinger auf Gesichtshöhe aus, fixieren Sie ihn mit den Augen. Bewegen Sie ihn dann auf die Nasenspitze zu, und strecken Sie ihn schließlich wieder nach vorne aus.

Massieren Sie Ihre Ohren, indem Sie sie auseinanderziehen, zu Muscheln formen und zusammenfalten.

VI. Rücken, Hüfte, Beine

Position: im Sitzen

Pressen Sie die Fußsohlen in der Grätsche gegeneinander, legen Sie Ihre Hände auf die Knie, und wippen Sie schnell. Wiederholen Sie das 10- bis 50-mal oder noch öfter.

Pressen Sie die Fußsohlen in der Grätsche gegeneinander, legen Sie Ihre Hände auf die Fußinnenknöchel, und wippen Sie schnell. Wiederholen Sie das 10- bis 50-mal oder noch öfter.

Pressen Sie die Fußsohlen gegeneinander, ziehen Sie sie möglichst dicht an den Schritt heran, und bewegen Sie Ihren Kopf sanft in Richtung der Fußsohlen.

VI. Stoffwechselkrankheiten: Lod Pod (wörtlich übersetzt: schlafen, drehen)

Wirkung: hilft bei Diabetes und Bluthochdruck, unterstützt Nieren, Leber und Pankreas
Position: auf dem Rücken liegend, rechter Fuß aufgestellt, linkes Bein ausgestreckt

Drehen Sie sich nach links, bis das rechte Knie den Boden berührt. Dann drehen Sie sich zurück in die Rückenlage. Beugen Sie Ihr linkes Bein, strecken Sie Ihr rechtes Bein, dann rollen Sie sich nach rechts, bis das linke Knie den Boden berührt. Führen Sie diese Übung relativ schnell und bis zu 40-mal durch.

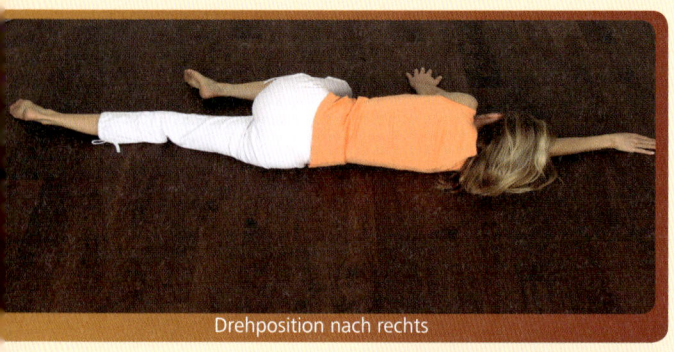
Drehposition nach rechts

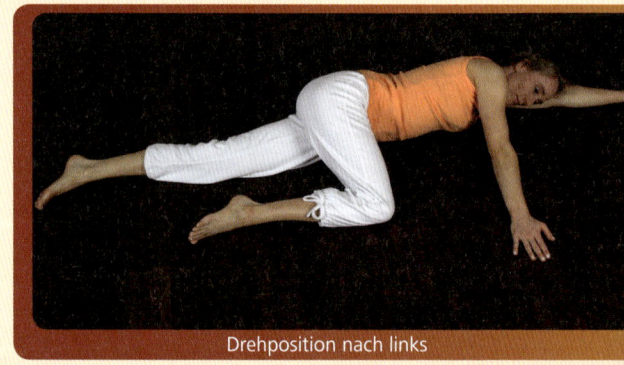
Drehposition nach links

Nach den Körperübungen

Entspannen

Unmittelbar an die Yogapraxis sollte sich eine Entspannungsübung anschließen. Der Körper gibt barfuß viel Energie an die Erde ab. Laufen Sie also nach einer Yogaübung nicht barfuß, sondern ziehen Sie sich Schuhe oder Socken an. Es ist energetisch gesehen auch nicht ratsam, direkt nach der Yogapraxis zu duschen oder zu baden.

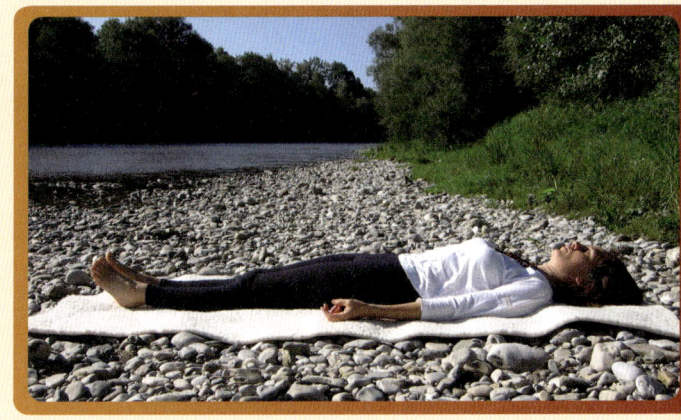

Praxiserfahrung:

Disziplinierte Yogapraxis fällt mir schwer. Besonders langweilig finde ich die Pavana Mukta Asana. Anfangs legte ich dazu eine Bachkantate auf, dann kürzte ich die Übungen, und schließlich ließ ich sie weg. In dieser Zeit begann ich, mich krank zu fühlen. Mein Hausarzt konnte aber nichts feststellen. Nach einigen Wochen kam mir die Erkenntnis, dass die Missempfindungen auf die Unausgewogenheit meiner Yogapraxis zurückzuführen sein könnten. Arun bestätigte diese Vermutung. Nun machte ich die Körperübungen wieder mit mehr Sorgfalt. Schon zwei Tage später fühlte ich mich wieder wohl. Wenn ich jetzt wenig Zeit habe, praktiziere ich den Sonnengruß.

Sonnengruß – Surya Namaskar

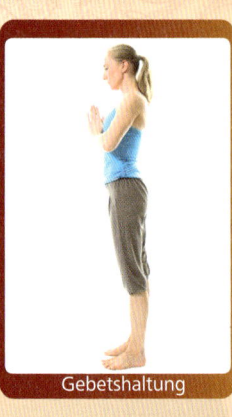
Gebetshaltung

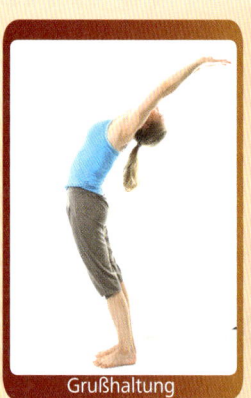
Grußhaltung

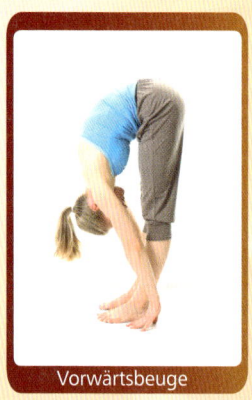
Vorwärtsbeuge

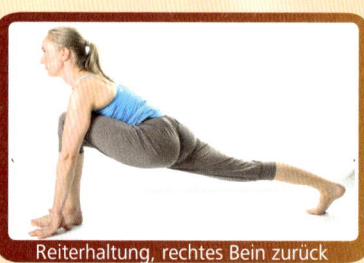
Reiterhaltung, rechtes Bein zurück

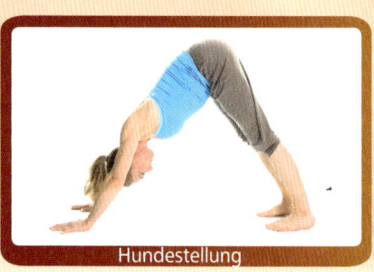
Hundestellung

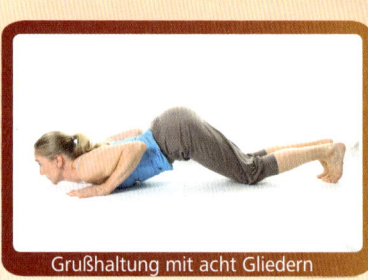
Grußhaltung mit acht Gliedern

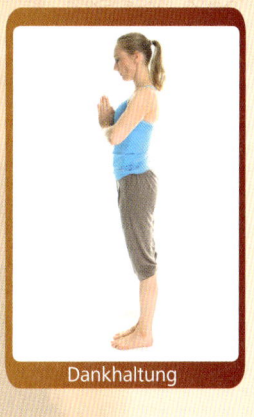
Dankhaltung

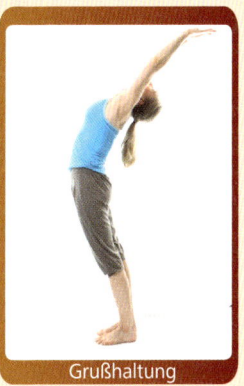
Grußhaltung

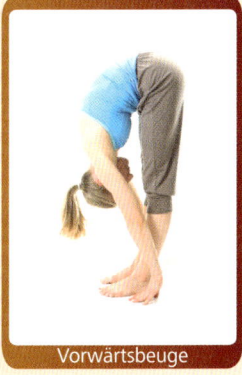
Vorwärtsbeuge

Der Sonnengruß ist ein Dank an die Sonne. In einer Abfolge verschiedener Yogahaltungen, die nacheinander rhythmisch und synchron durchgeführt werden, hält diese Übung die Gelenke beweglich und sorgt für eine gute Durchblutung. Daher gehört der Sonnengruß in jedem Alter zu den wichtigsten Übungen, denn sie bereitet den Körper optimal auf den Alltag vor.

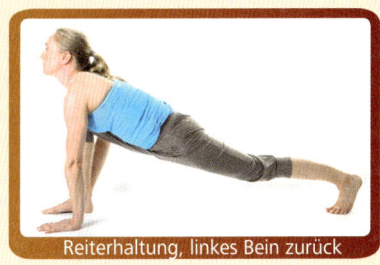
Reiterhaltung, linkes Bein zurück

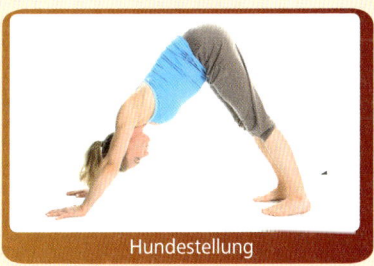
Hundestellung

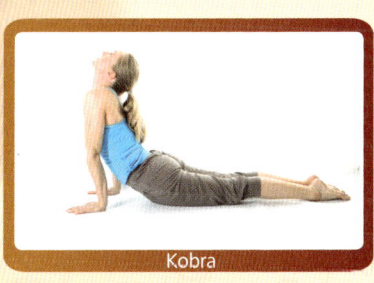
Kobra

Körperliche Voraussetzungen für die Yogapraxis

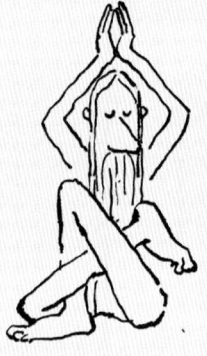

Muss man für Yoga besonders beweglich sein? Yogis sind vom Typ her sehr unterschiedlich, weil sie die verschiedenen Formen von Yoga verkörpern. Kundalini Kriya Yoga befasst sich beispielsweise mit der Interpretation der Energiezentren. Die Yogamethoden sind sehr verschieden, aber alle kontrollieren Geist und Körper und üben einen unmittelbaren Einfluss auf die vitalen Funktionen des Körpers aus. Es gibt jede Menge andere Möglichkeiten auf dieser Welt, um den Körper gesund und fit zu machen und zu erhalten. Jedermann möchte gesund sein, und viele geben dafür viel Geld aus. Der eine geht ins Fitnessstudio, der nächste in den Sportverein, der dritte zum Bodybuilding. Eine übermäßige Belastung der Gelenke kann aber in jedem Fall im fortgeschrittenen Lebensalter zu Problemen führen.

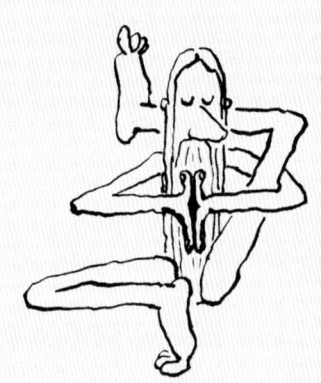

Athletische Disziplin

Aus der Sicht von Kundalini Kriya Yoga braucht man keinen besonders athletischen Körper, um Yoga zu praktizieren. Eine einfache Methode, gesund zu bleiben, ist das regelmäßige Gehen. Das mobilisiert auf leichte Weise ohne jede Spannung alle Körperfunktionen. Die meisten Übungen, die hier gelehrt werden, bewegen die Gelenke in verschiedene Richtungen. Dadurch sorgen sie für Geschmeidigkeit und Gelenkschmiere im Gelenk und fördern die körperliche Spannkraft. Das wesentliche Ziel im Yoga ist es, die eigene innere Tiefe zu berühren. Körper, Geist und Seele können durch Yogaübungen und durch den Abstieg ins Selbst in Einklang gebracht werden.

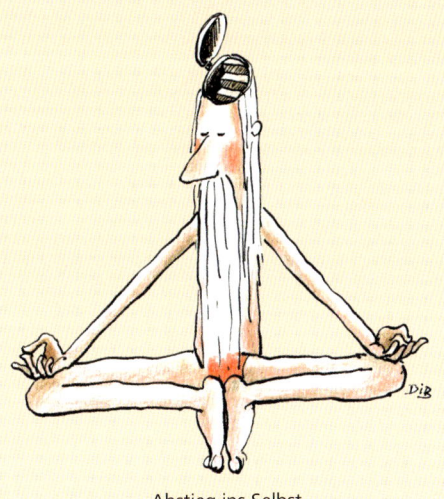

Abstieg ins Selbst

Meditation

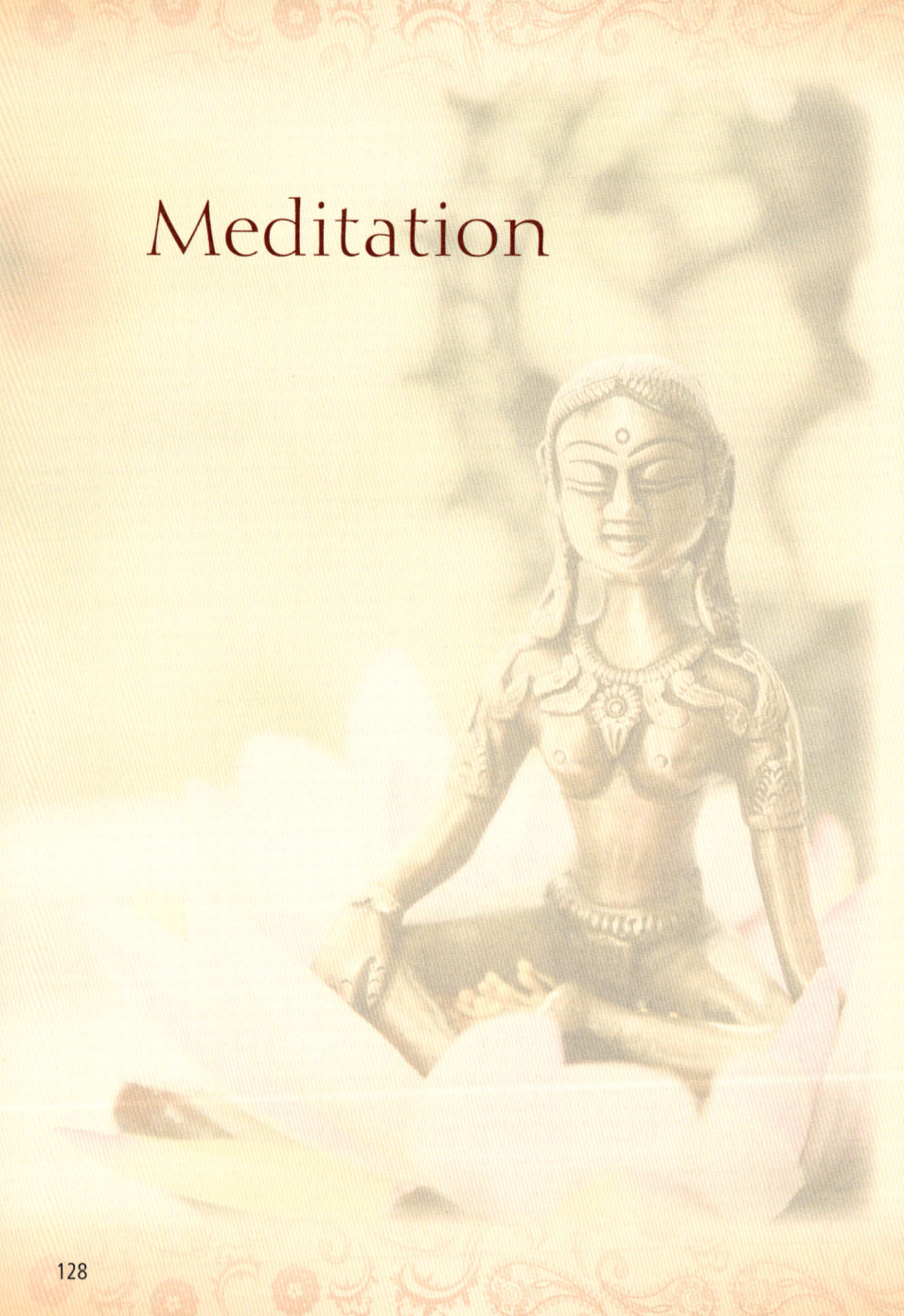

Was ist Meditation?

Meditation, im Sanskrit »dhyana« genannt, ist im Kundalini Kriya Yoga ein Teil der Yogaübung und wird nach dem Pranayama und der Asana durchgeführt. Durch Meditieren entsteht ein Zustand der Selbstvergessenheit, in welchem sich der Übende nicht mehr seines Denkens bewusst ist. Herz, Verstand und die Sinne verschmelzen mit dem spirituellen Selbst. Dabei entsteht eine Einheit der meditierenden Person mit dem kosmischen Geist, und das Bewusstsein findet zur Stille. Die Gedanken fallen in einen Ozean von Glückseligkeit. Eine Fülle von positiven Gedanken überflutet Geist und Körper. Das Gefühl ist nur schwer zu beschreiben. Diese Freude kann nur von Menschen nachvollzogen werden, die diesen Zustand in einer Meditation bereits erfahren haben. Oft breiten sich nach einer Meditation auch Gefühle und Vorstellungen aus, die den Meditierenden Zufriedenheit mit sich, den Menschen und der Welt empfinden lassen.

Meditation führt in verschiedene Bewusstseinszustände. Diese können wissenschaftlich nachgewiesen werden. Während der Meditation lassen sich im Gehirn eine gesteigerte Anzahl von Alphawellen und weiterer, sonst kaum beobachtbarer Wellen nachmessen. Diese Wellen sind nur in einem Stadium körperlicher und geistiger Entspannung erkennbar.

Die Natur unseres Bewusstseins

Im Yoga unterscheidet man im menschlichen Körper zwei Welten: eine äußere Welt, in der man mit anderen Menschen kommuniziert, und eine innere Welt. Beide Welten beeinflussen sich gegenseitig. Die aus der Tiefe, also aus der inneren Welt kommenden Gefühle steuern die äußere Welt. In beiden Welten ist der Geist als die ausführende Kraft des Bewusstseins lebendig. Dieser Geist wird im Sanskrit als »mana« (sprich: man) bezeichnet. Mana drückt sich vor allem durch die Gefühle aus. Mana ist sehr umfassend. In seinem Kern befindet sich das reine Bewusstsein »cit« (sprich: tschitt).

Nehmen wir einmal an, dass Sie für einen anderen Menschen, der sich gerade in einem Konflikt befindet, Zuneigung empfinden. Diese Zuneigung kann von anderen Gefühlen wie Mitgefühl, Sorge, Ärger, Ohnmacht oder dem Wunsch nach Fürsorge begleitet sein. Alle diese Gefühle sind Mana. Wahrscheinlich überlegen Sie dann, was Sie dazu beitragen können, dieser Person aus ihren Schwierigkeiten herauszuhelfen, und wenden alle ihre Erfahrungen, ihre Intelligenz und ihren gesunden Menschenverstand, kurz ihre Vernunft (Buddhi) auf, um eine Entscheidung zu treffen. Wenn diese Entscheidung aus der innersten Quelle des reinen Bewusstseins kommt und nicht durch egobezogenes Denken und Fühlen getrübt ist, dann hat sich die Vernunft (Buddhi) in Weisheit (Bodhi) verwandelt.

Aus den Gefühlen (Mana) wird reines Bewusstsein (Cit) und aus der Vernunft (Buddhi) wird Weisheit (Bodhi). Wo Weisheit und Bewusstsein vereint sind, entsteht das höchstentwickelte Denken eines Individuums und die allerhöchste Form geistigen Ausdrucks im Menschen. Diese wird als Bivek (sprich: Beiwik) bezeichnet. Eine bewusste und weise Entscheidung entwickelt sich, wenn sich eine Person durch Gebet und Meditation nahe bei Gott befindet. Eine Entscheidung, die reinen Herzens getroffen wird, ist nicht von Zweifeln belastet und absolut richtig. Wenn Sie Ihre Entscheidung »mit Herz und Verstand« treffen, wird der Folgeprozess in jeder Hinsicht behütet sein.

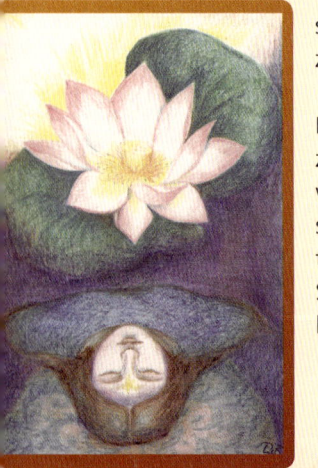

Für einen meditierenden Menschen gibt es keinen Unterschied zwischen der äußeren und der inneren Welt, weil ein Gleichgewicht zwischen Innen und Außen entsteht. Ein Yogi befindet sich in einem immerwährenden meditativen Zustand. In der tiefsten Form der Meditation erfährt der Yogi die Einheit seiner Seele mit dem kosmischen Selbst. Dieser Bewusstseinszustand heißt Samadhi.

Meditationspraxis

Der unruhige Geist, das Mana, wird mithilfe folgender Maßnahmen kontrolliert:

- mit einer bestimmten Körperhaltung (Asana)
- durch Reinigung des Bewusstseins (Cit-Shuddi)
- durch die Meditation (Dhyana)

Für eine Meditation eignet sich am besten ein Platz, an dem Sie sich wohlfühlen und ungestört sind. Das kann überall sein, aber sinnvoll ist ein Bereich in der eigenen Wohnung. Dieser Meditationsplatz kann nach eigenem Gutdünken zum Beispiel mit heiligen Symbolen, Blumen, Kerzen, Bildern oder Räucherwerk gestaltet werden. Es kann unterstützend wirken, bei der Meditation immer die gleiche Kleidung zu tragen. Seidenstoffe sind aus energetischen Gründen besonders geeignet. Die Kleidung sollte sauber, weich und bequem sein. Es ist viel Sauerstoff (Prana) erwünscht. Plätze an Flüssen oder im Wald in möglichst unbelasteter Natur sind ebenfalls ideal, weil eine Fülle von Sauerstoff die Yogaübungen unterstützt.

Asana – Körperhaltung

Bringen Sie Ihren Körper in eine angenehme Haltung, bei der die Wirbelsäule ohne Mühe aufrecht gehalten werden kann. Geeignet sind:

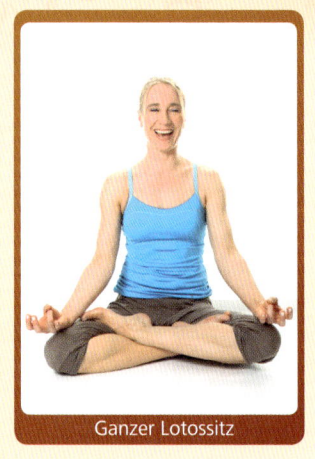
Ganzer Lotossitz

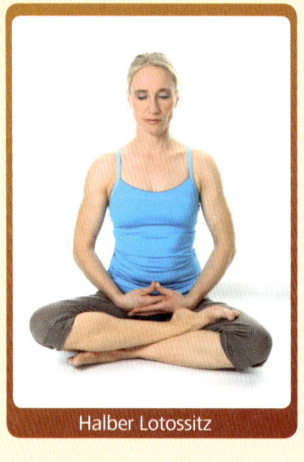
Halber Lotossitz

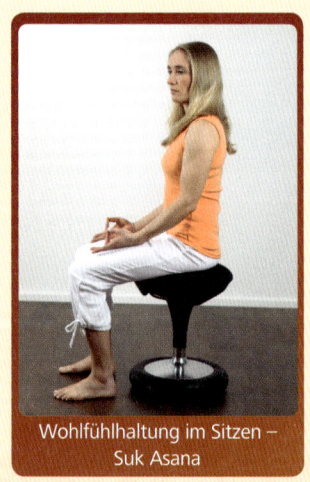
Wohlfühlhaltung im Sitzen – Suk Asana

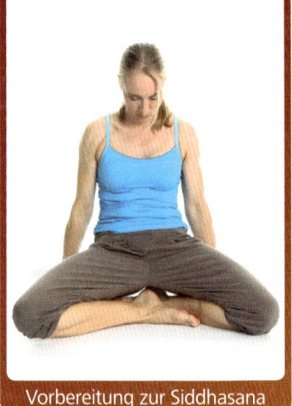
Vorbereitung zur Siddhasana

Siddhasana (Vollkommener Sitz): Im Schneidersitz presst eine Ferse auf den Anus, die andere auf die Wurzel von Penis oder Klitoris.

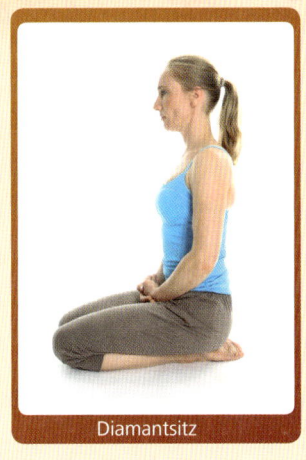
Diamantsitz

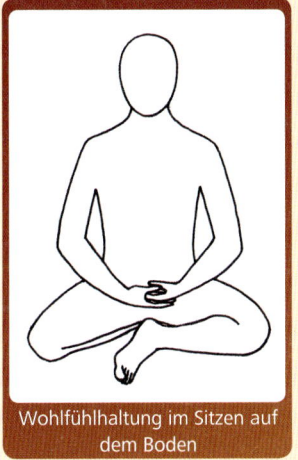
Wohlfühlhaltung im Sitzen auf dem Boden

Die Körperhaltung sollte so bequem sein, dass Sie so für eine Weile ruhig sitzen können. Ob Sie auf einem Stuhl, auf einem Sitzkissen oder einem Bänkchen oder auf dem Boden sitzen, spielt keine Rolle. Jede Position ist gut, die eine aufrechte Rückenhaltung unterstützt. Die Hände können im Schoß ineinander gelegt oder auf den Oberschenkeln mit nach oben geöffneten Handflächen abgelegt werden, oder Sie formen ein Mudra mit Daumen und Ringfinger. Wenn Sie krank sind, können Sie auch im Liegen üben. Verwenden Sie eine Unterlage, zum Beispiel eine Wolldecke, als Schicht zwischen Körper und Boden. Während der Meditation bildet sich ein elektromagnetisches Feld aus, und der Körper wird aufgeladen. Ein direkter Kontakt des Körpers mit der Erde würde die positive Ladung direkt in die Erde ableiten.

Cit Shuddhi – Die Reinigung des Bewusstseins

Mit folgender Technik gelingt es Ihnen leichter, Ihr Bewusstsein von störenden Inhalten zu befreien. Es ist eine Praxis, die im Sanskrit »cit shuddhi« heißt. Während Sie entspannt sitzen, beobachten Sie die Fülle von Gefühlen und Gedanken, die auftauchen. Die Gedanken schweifen möglicherweise ab zu Ihrem Haus, zu Ihrem Auto, zu Ihrer Arbeit, zu Ihren Kindern, zu vergangenen Ereignissen oder in die Zukunft. Es gibt auch viele Aktivitäten ringsherum im Raum. Mancher Gedanke heftet sich an irgendetwas an, obwohl Sie doch gerade Yoga machen. Das beeindruckt aber den bewegten Geist (Mana) nicht, auch wenn Sie ihn noch so streng zur Ordnung rufen.

Entspannen Sie Ihren Geist, indem Sie gemeinsam mit Ihren Gedanken tausende Kilometer zurücklegen. Sie versuchen dabei, Ihr Mana in jeden Bereich Ihrer Gedanken und Gefühle zu bringen. Reinigen Sie Ihr Bewusstsein, indem Sie Ihrem Geist und Ihrer Seele erlauben, sich in jeden Bereich des Denkens zu begeben. Dann kommt schließlich der Moment, in dem Ihr Geist entspannt ist und Ihr Bewusstsein sich reinigt, weil neue Gedanken in Ihr Bewusstsein kommen dürfen. Schließlich ist der Geist ermüdet, und es beginnt ein Stadium, in welchem keine Gedanken mehr auftauchen. Dann beginnt die Meditation.

Übung – Die Beruhigung des Bewusstseins

Gedanken in Geräusche versenken: Versenken Sie Ihre Gedanken in die Geräusche ringsherum, die Klänge im Raum, die Stimmen von draußen, in das Vogelgezwitscher im Garten oder das Rauschen der Fahrzeuge auf der Straße.

Inneres Rezitieren des Bija-Mantras: Lassen Sie innerlich Ihr persönliches Mantra erklingen. Wer kein Bija-Mantra hat, kann das Mantra »brahm« verwenden. Sagen Sie innerlich beim Einatmen »brahm«, und nehmen Sie gleichzeitig eine unvorstellbare Kraft auf. Sprechen Sie beim Ausatmen wiederum innerlich »brahm«, und geben Sie gleichzeitig mit der Ausatmung eine unglaubliche Kraft nach außen.

Einssein mit der Erde: Stellen Sie sich vor, dass Sie auf der Erde sitzen oder liegen. Nehmen Sie überall wahr, wie Sie von der Erde getragen werden: Füße, Beine, Sitzfläche, Hände, Arme, Kopf.
Konzentrieren Sie sich in dieser Phase auf das Gefühl des »guten Gehaltenseins«, der festen Verbundenheit mit der Erde oder auf das »Auf-der-Erde-sitzen-Gefühl«. Sie sind eins mit der Erde. Die Erde ist reine Natur. Es sind keine Menschen da. Sie sitzen im großen Vakuum, ganz allein in der großen Leere (Mahashunya). Kein Laut ist vernehmbar. Die Erde ist größer, und Sie sind kleiner. Alles um Sie herum bewegt sich und zirkuliert. Die Erde bewegt sich, und Sie werden mit der Erde bewegt.

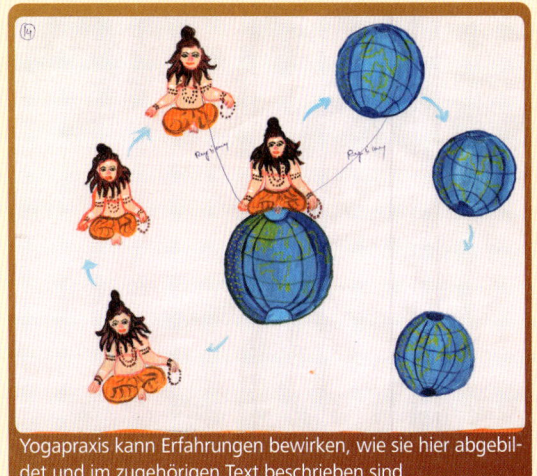

Yogapraxis kann Erfahrungen bewirken, wie sie hier abgebildet und im zugehörigen Text beschrieben sind.

Der Mensch sitzt auf der Erde.
Die Erde dreht sich, der Mensch löst sich von der Erde.
Schweben im All.
Der Mensch wird ein Lichtpunkt.
Die Lichtstrahlen fließen in den linken großen Zeh.
Bläuliche Erdstrahlen fließen in den rechten großen Zeh.
Die Lichtstrahlen kommen im Wurzelzentrum zusammen.

Lösen von der Erde – Schweben: Während sich die Erde im Kosmos bewegt, lösen Sie sich von der Erde und fliegen hinein in den Äther. Die Erde schwebt immer weiter weg in den Kosmos und wird kleiner und kleiner. Das glitzernde Blau der Erde verwandelt sich in Licht. Die Erde wird ein Licht im Äther, und Sie bewegen sich frei im Ätherraum wie ein Pendel. Sie schweben frei im Ätherraum des Universums.

Verwandlung in Licht: Sie werden kleiner und kleiner, weil Sie sich von der Erde entfernen und immer tiefer in den Kosmos hineingeraten. Sie werden zu einem kleinen, schimmernden Licht. Je tiefer Sie sich im Kosmos bewegen, desto mehr werden Sie zu einem Licht an seinem kosmischen Platz – frei schwebend im All.

Das Licht des Allmächtigen: Ein Strahl kommt vom Allmächtigen selbst, er sendet seinen Schein zu Ihnen, und Sie empfangen die Kraft des Allmächtigen. Von ihm geht ein überwältigendes Strahlen und Leuchten bis in die Unendlichkeit aus.

Energiestrom betrachten: Auch von Ihrem Körper strahlt Licht bis in den Kosmos hinein. Nun entsteht ein Energiestrom. Mit dem Inneren Auge betrachten Sie den Lichtfluss außen und innen im Körper. Das Licht* strömt durch Ihren linken großen Zeh in den Körper herein, fließt durch die Füße, zu den Waden, zu den Knien, zum Oberschenkel, zum Schritt und zum Steißbein. Ein bläulicher von der Erde ausgehender Strahl strömt durch Ihren rechten Fuß und Ihr rechtes Bein bis zu Ihrem Schritt herein. Im Damm verbinden sich die Strahlen der linken und der rechten Seite und erstrahlen golden wie das Licht des untersten Energiezentrums des Wurzelchakras.

Konzentration auf die Chakren: Während das Bija-Mantra innerlich weiterklingt, beobachten Sie das erste Chakra, das Wurzelchakra, im Damm. Dort nehmen Sie eine goldene Tafel wahr, die etwas länger als breit ist. Sie bedeckt den Raum vor dem Anus bis über den Damm und einen Teil des Genitalbereich. Die Tafel strahlt heller als Tausende Sonnen. Sie strahlt nach innen in den Körper, in die Oberschenkel herein und nach allen Seiten. Vielleicht tauchen weitere Bilder auf, wie ein Elefant mit sieben Rüsseln und einem Stoßzahn oder vielleicht vier goldene Lotosblütenblätter.
Damit beginnt der eigentliche Vorgang der Meditation. Es gibt die Möglichkeit, im Wurzelzentrum zu verweilen. Wenn Ihnen weitere Energiezentren gegeben wurden, ist es möglich, mit der Aufmerksamkeit dort hinzugehen.

Auf- und absteigende Konzentration innerhalb der Chakren: Vom ersten Chakra gehen Sie mit der Aufmerksamkeit zum zweiten Chakra, dem Sakralchakra in der Wurzel von Klitoris oder Penis. Dort sehen Sie einen schimmernden Halbmond mit einem leuchtenden Stern im Zentrum am Himmel über dem Meer, oder Sie sehen sechs silberweißschimmernde Lotosblütenblätter.
Dann kehren Sie wieder zurück zum Wurzelchakra. Das Bija-Mantra klingt immer mit. Wenn Sie die Chakren betrachten, gehen Sie vom ersten Chakra zum zweiten und dann wieder zurück zum ersten. Danach gehen Sie vom ersten Chakra zum zweiten, dann zum dritten und dann wieder zurück zum zweiten und zum ersten Energiezentrum. 1, 2, 3 – 3, 2, 1. Wiederholen Sie das dreimal.

---

* Dieses Licht ist je nach Persönlichkeit von unterschiedlicher Farbe.

Für Übende, denen weitere Chakren gegeben wurden: Das **dritte Chakra** befindet sich unter dem Nabel. Es ist ein rotes Dreieck mit aufgerichteter Spitze. Dort kann ein Yogi und/oder eine schwarze Ziege an einem Feuer beobachtet werden.

Wenn man eine Linie von einer Brustwarze zur anderen zieht und eine zweite Linie vom Brustbein nach oben, so findet man im Schnittpunkt der Linien das **vierte Chakra**. Es ähnelt Rauch oder einem blauen Lotos mit zwölf Lotosblütenblättern. Dann geht man weiter zum **fünften Chakra** in die Spitze des Adamsapfels. Dieses schillert in den Regenbogenfarben, wie ein Tropfen Öl auf dem Wasser. Es besitzt 16 Lotosblütenblätter. Dann erreicht man das **Augenbrauenzentrum**. Es strahlt in weißem Licht. Im **Scheitelchakra** sitzt in einem Lichtermeer aus Lotosblütenblättern segnend eine strahlende, göttliche Gestalt. Diese wird im Kundalini Kriya Yoga Lord Shiva genannt. Im **Guruchakra** in der Kopfmitte findet man den eigenen Lehrer. Er ist dort umgeben von Tausenden von Lotosblütenblättern, segnet den Schüler und ist immer bereit zu helfen. Am Hinterkopf schimmert ein Halbmond mit einem Stern, das **Binduzentrum**. Man durchläuft alle diese Chakren unter Rezitation des eigenen Bija-Mantras. Lassen Sie zum Abschluss der Meditation innerlich oder laut das »Om« ertönen, und legen Sie sich zur Entspannung hin.

Surya – Sonnenmeditation

(Surya (sprich: Surtschai) heißt übersetzt Sonne.)

Technik: Drücken Sie die Zäpfchen der Ohren mit den Daumen nach innen.
Legen Sie die anderen Finger fächerförmig über das Gesicht:
    die Zeigefinger oberhalb der Augen,
    die Mittelfinger unterhalb der Augen,
    die Ringfinger unterhalb der Nase
    und die kleinen Finger unterhalb des Mundes.
Lassen Sie innerlich »Om« erklingen, und dann summen Sie es. Beobachten Sie in der Mitte Ihrer Stirn zwischen den Augenbrauen den Sonnenaufgang.

Anzahl der Wiederholungen: fünfmal »Om«

Wirkung: fördert die Konzentration, und Wellen des Wohlgefühls brausen durch den Körper

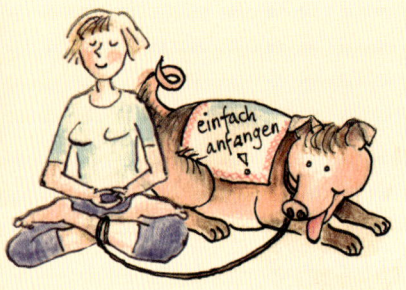

Meditation: Hummel in der Lotosblüte

Technik: Verschließen Sie mit den Zeigefingern die Ohren so, dass Geräusche noch hörbar sind. Schließen Sie die Augen leicht. Ihr Ober- und Ihr Unterkiefer liegen entspannt aufeinander. Summen Sie »Ommmmmmmmm« oder »Vannnnnnnnnn«. Stellen Sie sich vor, dass sich um Ihren Nabel herum ein Dreieck und eine Lotosblüte befinden. Diese ist mit Amrit, mit himmlischem Nektar, gefüllt, von dem die Hummel nascht.

Anzahl der Wiederholungen: acht- bis zehnmal

Übungszeiten

Natürlich können Sie jede Zeit wählen, die zu Ihrem Tagesablauf passt. Es gibt aber energetisch günstige Zeiten, zu denen besonders viel Prana-Energie die Atmosphäre erfüllt. Dann fällt es viel leichter, zu meditieren. Diese Zeiten sind:

- Am Morgen: 45 Minuten vor Sonnenaufgang und 45 Minuten nach Sonnenaufgang

- Am Abend: 45 Minuten vor Sonnenuntergang und 45 Minuten nach Sonnenuntergang

- Mitternacht: von 23.45 bis 00.45 Uhr (Shivvela)

- Nachts: 3.30 Uhr bis 5.30 Uhr (Brahmvela oder auch Sadhuvela für Yogis)

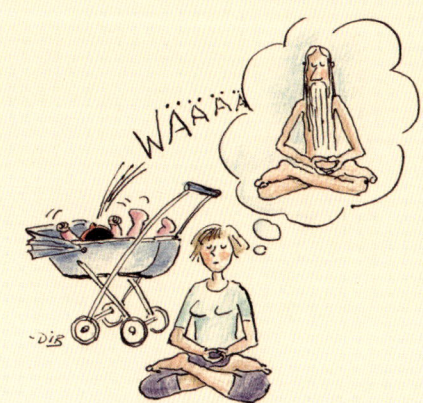

Wissenschaftlich gesehen sind in den frühen Morgenstunden alle vitalen Organe und das Endokrinum besonders aktiv. Dann ist auch der Sauerstoff von einer besonderen Qualität, die jedoch nur 45 Minuten vor und 45 Minuten nach Sonnenaufgang verfügbar ist. Deshalb sind die Morgenstunden sehr gut für Kundalini Kriya Yoga geeignet.

Es ist sinnvoll und unterstützend, regelmäßig zu üben. Aber vielleicht haben Sie familiäre oder berufliche Verpflichtungen oder müssen sich um die Kinder kümmern oder Ihren Partner unterstützen.

Familiäre Verpflichtungen haben Vorrang. Wenn Sie keine Zeit haben oder aus gesundheitlichen Gründen nicht üben können, sollten Sie sich nicht schuldig fühlen. Sie können zu jeder Zeit Yoga üben, wenn es Ihnen gerade passt. Sprechen Sie das Guru-Mantra als Ausdruck der inneren Verbindung mit Ihrem Lehrer. Dann wird er Ihr Yogaüben unterstützen, sobald Sie beginnen. Kundalini Kriya Yoga eignet sich ganz besonders für Menschen, die mit Familie inmitten der Gesellschaft leben. Für sie gelten andere Bedingungen als beispielsweise für Mönche. Zehn Minuten täglicher Meditation reichen vollkommen aus, um ein Leben in Heiterkeit zu führen

Fragen und Antworten

Gibt es besondere Merkmale im Leben der Menschen, die Yoga üben?

Es gibt keinen großen Unterschied zwischen dem alltäglichen Leben eines Yogis – sei er nun arm oder reich – und dem Leben anderer Menschen. Yogaübende finden sich überall zurecht. Wenn jemand spirituell fortgeschritten ist, wird er unabhängig von äußeren Umständen, und er erfährt ein Gefühl von physischer und psychischer Ausgeglichenheit. Je intensiver jemand Meditation betreibt, desto weniger lässt er sich durch bestimmte Situationen reizen.

Eine körperliche Auswirkung von Yoga ist die, dass die Handflächen nach und nach sehr zart werden. Während der Kundalini-Kriya-Yoga-Meditation entsteht im Körper sehr viel Energie, die auch in die Atmosphäre ausstrahlt. Wenn es draußen kalt ist, geht vom Körper eine regulierende Wirkung aus. Es gibt Yogaübende, die in den Himalaya gehen, um zu meditieren, ohne dabei die Kälte zu spüren.
Wenn Kundalini Kriya Yoga mit den Ein- und den Ausatemtechniken durchgeführt wird, bleibt die Körperwärme erhalten. Die durchschnittliche Körpertemperatur des Menschen ist 37,2 Grad Celsius. Bei einem Yogi ist die Temperatur aber durch die geringere Grundstoffwechselrate niedriger. Das ist sehr förderlich für die Gesundheit.

Was ist der Sinn des Lebens und wie kann ich ihn erfahren?

Zweifel und neugierige Fragen sind prinzipiell nichts Schlechtes. Die Fragen nach dem Sinn des Lebens, warum man auf der Welt ist, was nach dem Tod kommt usw. stellen sich die meisten Menschen im Lauf ihres Lebens. Alle diese Fragen können durch Meditation beantwortet werden. Um dieses Wissen zu erlangen, verließen früher manche Menschen Haus und Familie und lebten in der Einsamkeit. Das ist heute nicht mehr nötig und auch nicht unbedingt das Ziel des Schöpfers, denn niemand kann sich ein gestörtes Familienleben oder ein gestörtes Gesellschaftsleben wünschen.

Warum sollte ein Mantra verwendet werden?

Ein Mantra bereitet innerlich und äußerlich auf die Meditation vor. Ein Mantra beinhaltet höchste Kapazität und Kraft, wenn es synchron ist mit der Person, die es rezitiert, wie es beispielsweise beim Bija-Mantra der Fall ist. Wer die Kundalini in sich erweckt, erfährt die Antwort auf diese Fragen automatisch.

An wen richten wir ein Mantra und wie können wir uns mit seiner Hilfe entwickeln?

Ein Mantra wendet sich an den Allmächtigen. Sie erinnern sich mit den Mantren an den Allmächtigen. Gleichzeitig beobachten Sie mit dem Praktizieren der Atemtechniken die Energiezentren in Ihrem Körper. Sie können die Ein- und die Ausatmung betrachten und dabei den Ursprung der Atmung erleben. Ganz allmählich erkennen Sie mit dem inneren Auge, wie der Atem entsteht und nach unten strömt. Sie werden ihn als Kommen und ein Gehen erfahren. Der Mensch ist ein göttliches Wesen. Mit der Erweckung der Kundalini wird Ihnen bewusst, dass Sie selbst ein Teil des Göttlichen sind. Sie erhalten Ihr Licht von Gott, daher sind Sie gottgleich. Die Erleuchtung zeigt Ihnen, dass das Licht in Ihnen dasselbe ist, wie das Licht Gottes.

Aber solange Sie sich in dem unerweckten, schlafenden Zustand befinden, kämpfen Sie seit Ihrer Geburt mit einer Menge innerer und äußerer Probleme, wie zum Beispiel mit einer ungesunden Lebens- und Ernährungsweise, die den Körper »verunreinigt«. Gott jedoch ist durch und durch rein. Während Sie an der Erweckung Ihrer Kundalini arbeiten, können Sie nach und nach das Göttliche in sich erkennen und werden reiner und reiner. Wenn Sie alle Kundalini-Chakren vollständig kennen, dann erkennen Sie sich selbst, und damit sehen Sie auch Gott.

Wer gibt Erleuchtung?

Sie erleuchten sich selbst. Es ist eine persönliche Leistung.

Wie kann man die Kundalini aktivieren?

Kundalini Kriya Yoga lässt die schlafende Kundalini aktiv werden.

Was ist der höchste Zustand in der Meditation?

Das letzte Stadium der Meditation ist Moksha-atma bhuto bhavah. In diesem Zustand von Samadhi ist das physisch relevante Empfinden des Geistes vollkommen gestoppt, und der Mensch erlangt Erleuchtung. Das bedeutet höchstes Glück und Entspannung für den Geist.

In diesem Zustand tauchen zwei Gedanken auf: Ich möchte wiedergeboren werden, um verschiedene Möglichkeiten zum Wohlergehen der menschlichen Gesellschaft wahrzunehmen. Man nennt dies Sarvikalpa Samadhi. Zweitens: Ich möchte nicht mehr geboren werden und eintauchen in den Ozean des Glücks, denn dort finde ich mein Heil. Diesen Status nennt man Nirvikalpa Samadhi. Der Samadhi ist eine Seinsform, in welcher Sie ihre physische Präsenz nicht wahrnehmen. Dabei ist der Geist mit dem Sahasrara-Chakra verbunden.

Welche Wirkung hat Pranayama?

Diese Methode gibt viel Energie und Kraft, und sie hilft dabei, körperliche und geistige Schlacken zu verbrennen. Jeder Atemzug der Pranayama-Technik lässt das Bija-Mantra zirkulieren. Dadurch werden Körper und Geist täglich gereinigt.

Was ist der Unterschied zwischen dem Menschen und Gott?

Jedes Individuum, jeder Mensch ist »brahma« – also göttlich. Gott ist »parama brahma«, der höchste Gott. Er hat die Macht über Leben und Tod. Deshalb nennt man ihn Gott. Der Mensch hat nicht die Fähigkeit, Leben zu erschaffen. Deshalb ist er einfach »brahma«. Mithilfe der Kundalini-Energie werden Sie die Beziehung zwischen Mensch und Gott verstehen lernen.

Praxiserfahrung:

Ich habe vor 27 Jahren angefangen, Yoga zu üben. Damals lernte ich auf einer Indienreise eine deutsche Rucksacktouristin kennen, die gerade eine Ausbildung zur Yogalehrerin machte. Ich selbst hatte noch keine Erfahrungen mit Yoga und wusste nur, dass Yoga ein spiritueller Weg zur Erleuchtung und Bewusstseinserweiterung war. Diese Bekannte brachte mir damals einige grundlegende Hatha-Yoga-Übungen bei. Ich nahm mir vor, diese Übungen täglich zu praktizieren und dann zu sehen, was das Ergebnis war. Ich habe es natürlich nicht geschafft, 27 Jahre lang jeden Tag Yoga zu machen – aber fast jeden Tag, und wenn es nur fünf Minuten waren. Für mich war es schon heilsam und wichtig, ein festes Ritual für jeden Tag zu haben, an dem ich mich festhalten konnte. Zu dieser Zeit träumte ich von einem indischen Guru, der zu mir sagte, er sei mein Lehrer, aber noch nicht in diesem Leben. Er prophezeite mir, dass ich bei einer Gruppe von Frauen Yoga weiterlernen würde. Ich habe dann später einige Hatha Yogakurse in der VHS gemacht. Auf diese Weise entstand für mich im Lauf der

Zeit ein kurzes persönliches Hatha-Yoga-Übungsprogramm, das sich mit der Zeit stetig wandelte. Auf einem Yogawochenendseminar, in dem wir intensiv den Sonnengruß lernten, zeigten sich in meinem Körper seltsame energetische Phänomene, und ich war sehr aufgewühlt. Der damalige Kursleiter empfahl mir, eine Körperpsychotherapie zu machen. Die Therapie half mir, emotionale und energetische Blockaden, die sich bereits durch die Hatha-Yoga-Praxis begonnen hatten zu lösen, ganz loszulassen und auch die damit verbundenen Kindheitserlebnisse zu verarbeiten. Während der Therapiezeit behielt ich mein Hatha-Yoga-Programm bei. Das gab mir zusätzliche Stabilität.

Eines Nachts träumte ich von einer bestimmten Yogaübung, die besonders gut für mich sein sollte. Diese Übung hat auch bewirkt, dass sich eine Blockade im Bauchbereich lösen konnte. Auf diese Weise fand ich Zugang zu meiner Aggression und damit zu meiner Energie. Damit habe ich die depressiven Verstimmungen überwinden können. Etwa zur gleichen Zeit unternahm ich eine weitere Indienreise. Ich war in einem Ashram, habe dort das Karma Yoga für mich entdeckt. Durch das gemeinsame Chanten und Singen der Mantren traute ich mich nach und nach, laut zu singen und daran auch Freude zu haben. Heute würde ich sagen, dass es etwas in meinem Kehlkopfchakra geöffnet hat. Solche Erfahrungen haben mit der Zeit meinen Körper und meine Seele durchlässiger und auch stabiler gemacht. Ich hatte damals keinen speziellen äußeren Yogalehrer oder Guru, obwohl ich mir das oft gewünscht habe. Meine westliche Prägung sorgte dafür, dass ich annahm, dass es besser sei, den eigenen Impulsen zu folgen als auf einen Lehrer zu hören. Das hielt mich selbst im indischen Ashram davon ab, mich einem dort lebenden Guru anzuvertrauen. Aber die ganze Zeit über hatte ich einen inneren Guru, der mich in Krisen immer wieder zu den richtigen Therapeuten, Begegnungen und Erlebnissen führte und mir stets Übungen vermittelte, die mir guttaten.

Arun kam genau zur richtigen Zeit in mein Leben: Als ich körperlich und seelisch bereit war, auch Dhyana (Meditation) und Pranayama zu praktizieren. Als ich in einer heftigen Beziehungskrise steckte, die auch eine energetische und spirituelle Krise war, halfen mir die Entspannungsübungen und das ganze Übungssystem des Kundalini Kriya Yogas, mich wieder zu stabilisieren. Genau in dieser Zeit brauchte ich einen wirklichen inkarnierten Yogalehrer und er war da. Dafür werde ich ihm immer dankbar sein. Hari Om.

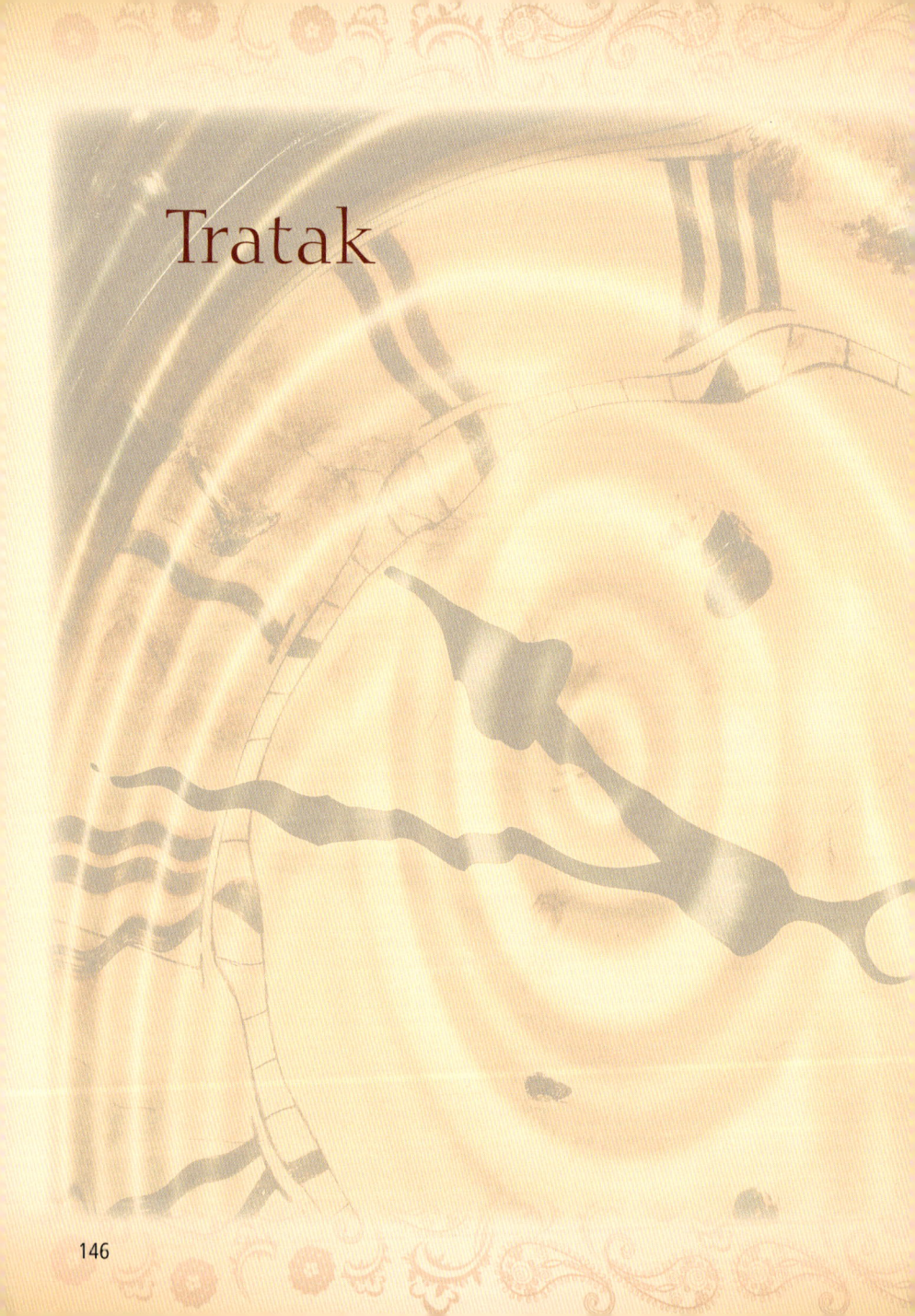

Tratak

Tratak ist eine Konzentrationsübung, bei der man sich mit einem Objekt verbindet und dadurch Körper, Geist und Seele vereinigt. Dabei wird der Geist davor bewahrt, sich an äußerliche Kleinigkeiten zu hängen und sich in tausend Einzelheiten zu verlieren. Das Bewusstsein wird also unter Kontrolle gebracht. Ziel dieser Übung ist es, das höchste Licht Gottes zu sehen. Das ist das oberste Ziel des Kundalini-Kriya-Yoga-Trainings.

Wie werden Körper, Geist und Seele vereint? Man beobachtet entspannt mit den Augen die Nasenspitze und je nach Tratak-Methode etwas im Blickfeld dahinter. Dabei ist es wichtig, nicht mit den Augen zu zwinkern, sondern das Auge unbewegt zu halten. Die Augen sind dabei grundsätzlich halb geschlossen und sie blicken zur Nasenspitze. Zuerst beobachtet man mit dem rechten Auge den rechten Nasenflügel, dann mit dem linken den linken Nasenflügel. Danach konzentriert man den Blick beider Augen auf die Nasenspitze. Während der Tratak-Übung spricht man das Bija-Mantra.

Nachfolgend werden die verschiedenen Tratak-Formen vorgestellt:

- Feuer-Tratak mit einer Kerze

- Wasser-Tratak mit einem Wasserglas

- Tratak mit Zeigefinger und Nasenspitze

- Tratak-Projektion der eigenen Gestalt auf die Nasenspitze

Feuer-Tratak

Ziel: Es stärkt die Willenskraft und unterstützt die Konzentrationsfähigkeit.

Vorbereitung: Man stellt in eineinhalb bis zwei Metern Entfernung in Augenhöhe eine Kerze auf und zündet sie an. Dann beobachtet man dieses Licht in Meditationshaltung, möglichst ohne zu zwinkern, entspannt und unverwandt. Das Denken sollte stabil und der Körper entspannt sein. Zwischen Auge und Objekt sollte nichts sein, was den Betrachter ablenkt. Die Kerze sollte gerade sein und die Flamme nicht flackern. Das Haar sollte nicht über die Augen hängen. Während des Trataks wird das Bija-Mantra innerlich mitgesprochen. Wenn man kein persönliches Bija-Mantra hat, spricht man »brahm brahm«.

Äußere Haltung: Die Körperhaltung ist dabei nicht wichtig. Man kann auf einem Stuhl oder auf dem Boden in einer Asana sitzen. Von zentraler Bedeutung ist es, die Wirbelsäule aufrecht zu halten.

Handhaltung: Mudra aus Daumen und Ringfinger

Methode: Sie werden ganz ruhig, schweigend und still. Lassen Sie innerlich das Bija-Mantra erklingen. Öffnen Sie Ihre Augen ein bisschen, sodass sie halb offen sind. Blicken Sie mit beiden Augen zur Nasenspitze. Versuchen Sie, mit beiden Augen die Nasenspitze zu sehen.
Beobachten Sie dann mit dem rechten Auge den rechten Nasenflügel. Anschließend machen Sie dasselbe mit dem linken Auge und dem linken Nasenflügel. Konzentrieren Sie sich dann mit beiden Augen auf die Nasenspitze.
Das Gesicht ist bei der Übung ausdruckslos, oder Sie lächeln. Erinnern Sie sich an die Reinheit Ihres Herzens.
Betrachten Sie zunächst den festen Teil der Kerze aus Wachs.
Dann beobachten Sie das Licht, den leuchtenden Teil der Kerze. Lassen Sie den leuchtenden Teil der Kerze mithilfe der Vorstellungskraft größer werden. Betrachten Sie einen Bereich, der sich leuchtend nach hinten ausdehnt. Schließen Sie nach einigen Minuten die Augen.

Dann öffnen Sie sie wieder. Nun können Sie die Übungszeit steigern. Richten Sie Ihren Blick auf die Spitze der Flamme – nicht auf die Umgebung, nur auf die Spitze! Allmählich verschwinden alle Dinge ringsherum, nur das Licht bleibt.
Wenn Ihre Konzentrationsfähigkeit zunimmt, werden Sie zwei Kerzen sehen, manchmal sogar viele Kerzen mit verschiedenem Licht. Lassen Sie alle diese zu einer werden. Möglicherweise erscheint es Ihnen so, als würde der Lichtstrahl der Kerze auf Sie zukommen. Anfangs wird der Strahl nicht bis in Ihren Körper hineinreichen, sondern außerhalb Ihres Körpers bleiben. Doch schließlich werden Sie spüren, dass ein ganzes Bündel voller Strahlen aus dem Licht kommt und in Sie hineindringt. Vielleicht sehen Sie das Licht gar nicht mehr, sondern nur noch das Strahlenbündel zu dem es geworden ist. Das Strahlenbündel kann in der Form länger werden, seine Farbe wechselt langsam von Gold zu Weiß.
In dieser Phase ist Ihre Atmung sehr leicht. Lassen Sie Ihr Bija-Mantra mitschwingen. Ihre Augen bereiten sich darauf vor, bald das Licht zu sehen. Nehmen Sie synchron mit dem Bija-Mantra Luft durch die Nase auf.
Sie sind sehr ruhig und entspannt. Vielleicht sehen Sie nun, dass sich das Licht wieder zum Strahl hinwendet. Der Strahl wird niemals von seiner Quelle getrennt. Wenn das Licht nicht mehr zu sehen ist, kommt ein Strahl zu Ihnen. Dieser dringt nicht nach innen, sondern strahlt nach oben. Sein Licht ist weiß. Er wächst höher, wenn Sie ihn wachsen lassen wollen. Schließlich schlängelt er sich wie eine Schlange hinunter.
Sagen Sie Ihr Mantra innerlich weiter auf. Dann reiben Sie Ihre Hände aneinander, und bedecken Sie Ihre Augen. Kommen Sie zum Schluss.

Abschluss: Nach der Meditation und der Konzentration lassen Sie den Kopf behutsam kreisen. Öffnen Sie die Fenster, und lassen Sie frische Luft herein. Dadurch verlassen alle negativen Energien Ihren Körper und den Raum. Bewegen Sie im Stehen die Wirbelsäule, und lassen Sie das Steißbein kreisen – ähnlich wie in der Pavana Mukta Asana.

Wasser-Tratak

Ziel: Es stärkt das Vertrauen und die Willenskraft und verbessert darüber hinaus die Sehkraft. Diese Übung ist auch für die Meditation hilfreich. Wenn die Tratak-Fähigkeit durch tägliche Übung gestärkt ist, entwickeln sich ganz besondere Fähigkeiten, die nur zum Segen anderer eingesetzt werden dürfen.
Es ist sinnvoll, mindestens zehn Minuten täglich zu üben. Wenn dies nicht möglich ist, genügen auch ein bis zwei Minuten täglich. Das Wasser- und das Mond-Tratak helfen bei Ruhelosigkeit und Hitze.
Buddha vermittelte ein Tratak, bei welchem die Augen auf den Mond gerichtet werden. Wenn man auf diese Weise den Mond betrachtet, kann dies sehr gefühlvoll und vielleicht auch etwas weltfremd machen. Wenn man in Europa den Mond nicht sehen kann, weil der Himmel, wie so oft, zu bewölkt ist, kann man stattdessen folgende Wasserglas-Methode anwenden.

Äußere Haltung: Die Körperhaltung ist dabei nicht wichtig. Man kann auf einem Stuhl oder auf dem Boden in einer Asana sitzen. Von zentraler Bedeutung ist es, die Wirbelsäule aufrecht zu halten.

Handhaltung: Mudra aus Daumen und Ringfinger

Methode: Benutzen Sie ein kristallklares, trockenes, gerades Glas ohne Verzierung oder Besonderheiten. Füllen Sie dieses halb mit Leitungswasser, und stellen Sie es eine Armlänge entfernt in Augenhöhe auf. Malen Sie außen auf das Glas einen deutlich sichtbaren, liegenden Halbmond auf. Der Mond sollte mit seinem tiefsten Punkt optisch den Wasserrand berühren. Dann zeichnen Sie über dem Halbmond noch einen Stern auf das Glas. Die Wassermenge sollte so sein, dass das Wasser den tiefsten Punkt des Halbmonds berührt.
Nun betrachten Sie konzentriert den aufgemalten Stern über dem Halbmond, oder Sie schauen auf einen Punkt der Wasseroberfläche im Glas.
Jeder Mensch hat seine ganz eigene individuelle Vorgehensweise bei diesem Tratak. Lassen Sie sich entspannt und zwanglos auf das ein, was Ihnen Ihre Wahrnehmung zuspielt.

Beobachten Sie das Wasser im Glas. Es ist nicht voll, deshalb gibt es eine Lücke zwischen Glasrand und Wasseroberfläche. Konzentrieren Sie Ihren Geist und Ihre Atmung, indem Sie Ihren Blick auf den Rand des Wassers oder des Glases richten.
Wenn Ihre Konzentration sehr stark ist, sieht es aus, als steige das Wasser nach oben. Es sinkt auch wieder hinunter, wie das Meer, das vom Mond kontrolliert wird. Sie müssen weder das Glas noch das Wasser beobachten, sondern nur den Rand des Wassers im Glas.
Kontrollieren Sie bei dieser Übung die Atmung durch das fortlaufende Rezitieren des Bija-Mantras. Ihr Körper ist entspannt, das Auge ist entspannt und die Augenmuskeln sind entspannt.
Wenn Ihre Konzentration sehr stark ist, dann sehen Sie im Wasser die Widerspiegelung des Ringes vom Glasboden. Dehnen Sie diesen Ring mithilfe Ihrer Vorstellungskraft bis zum Wasserrand aus.
Nehmen Sie innen noch einen weiteren Ring wahr, der vom Schatten des Glasbodens projiziert wird.
Heben Sie Ihren Kopf, und der Ring oder Wasserrand wird breiter und breiter und weiter. Schließlich endet der Ring des Schattens und taucht in das Wasser ein. Sie sehen dann nur noch den Ring am Wasserrand.
Dies ist der Zeitpunkt, zu dem innerer und äußerer Ring ineinander übergehen. Mit einiger Übung und Konzentration gelingt es Ihnen auch, die Wasserebene imaginär anzuheben und zu senken.
Schließen Sie die Augen, und stellen Sie sich vor, dass Sie an einem Meeresstrand sind. Das Meerwasser ist grün, blau oder oszillierend in allen Farben des Wassers.
Sie beobachten den Mond am Horizont und entdecken einen Stern. Der Halbmond ist kristallklar. Das Meer ist riesengroß, und der Horizont weit weg.
Wenn das Wasser des Auges zur Neige geht, trocknet das Auge aus. Trinken Sie das Wasser im Glas, um sich davor zu schützen. Das gibt dem Körper Kühle.

Abschluss: Nach der Meditation und der Konzentration lassen Sie den Kopf behutsam kreisen. Öffnen Sie die Fenster, und lassen Sie frische Luft herein. Dadurch verlassen alle negativen Energien Ihren Körper und den Raum. Bewegen Sie im Stehen die Wirbelsäule, und lassen Sie das Steißbein kreisen – ähnlich wie in der Pavana Mukta Asana.

Besonderheit dieses Trataks: Dieses Tratak kann eine sehr stille, kühle Konzentration des Körpers vermitteln. Im Rücken kann ein feines Kribbeln zu spüren sein: innere Haltung von Ehrfurcht und Verehrung.

Zeigefinger-Nase-Tratak

Äußere Haltung, Vorbereitung und *Abschluss* sind genauso wie oben bereits beschrieben.

Methode: Strecken Sie den Zeigefinger, den Finger des Stolzes, auf Gesichtshöhe senkrecht nach oben. Damit erinnern Sie sich daran, Ihren Stolz loszulassen. Konzentrieren Sie sich mit Ihrem Blick auf die Spitze des Zeigefingers, und betrachten Sie diese eine Minute lang.
Bewegen Sie den Zeigefinger in die Richtung der Nasenspitze, sodass Sie Zeigefingerspitze und Nasenspitze sehen können. Dann bewegen Sie den Zeigefinger hin und her. Schließlich erreichen Sie eine Phase, in der Ihr Körper spürt, wie der Zeigefinger hin und her bewegt wird. Gleichzeitig bewegt sich das Auge innen zur Mitte hin, um die Unversehrtheit der Objekte aufrechtzuerhalten, das heißt, um nicht doppelt zu sehen. Lächeln Sie dabei von innen heraus, und strahlen Sie wie ein Licht, so als würden Sie sich auf jemanden freuen.
Machen Sie diese Übung drei bis fünf Minuten lang.

Nasenspitze-Gestalt-Tratak

Äußere Haltung, *Vorbereitung* und *Abschluss* sind genauso wie oben bereits beschrieben.

Methode: Konzentrieren Sie sich auf Ihre Nasenspitze. Ihre Augen sind dabei halb geschlossen. Projizieren Sie mit Ihrer Vorstellungskraft Ihre körperliche Gestalt winzig klein auf die Nasenspitze, und konzentrieren Sie sich mit aller Kraft darauf.
Lächeln Sie dabei von innen heraus, und strahlen Sie wie ein Licht, so, als würden Sie sich auf jemanden freuen.
Machen Sie diese Übung drei bis fünf Minuten lang.

Praxiserfahrung: Yogaprogramm

Ganz am Anfang meiner Yogapraxis hatte ich zu meinem Lehrer gesagt, dass die komplette Abfolge von Mantra, Asana, Pranayama, Meditation und Entspannungsübung eine volle Stunde dauern würde und dass das einfach zu viel für mich sei. Im Klartext bedeutete das: Ich wollte nicht noch früher aufstehen. Arun stimmte zu, als ich ihm vorschlug, die verschiedenen Übungsteile aufzuteilen. Man muss allerdings wissen, dass er so gut wie nie direkt Nein sagt.
Ich sang also die Mantren im Auto auf der Fahrt zur Arbeit. Einen Teil der Asanas erledigte ich ziemlich lückenhaft beim Gassigehen mit dem Hund. Die Entspannungsübungen verlegte ich in die Mittagspause. Meistens fiel ich dabei in einen zehnminütigen Tiefschlaf und fühlte mich danach auch ausgeruht. Für den Einstieg mag das ganz passabel gewesen sein, aber wirkliche Ausgeglichenheit erreiche ich nur, wenn ich das ganze Programm am Stück mit Sorgfalt absolviere.

Mantra

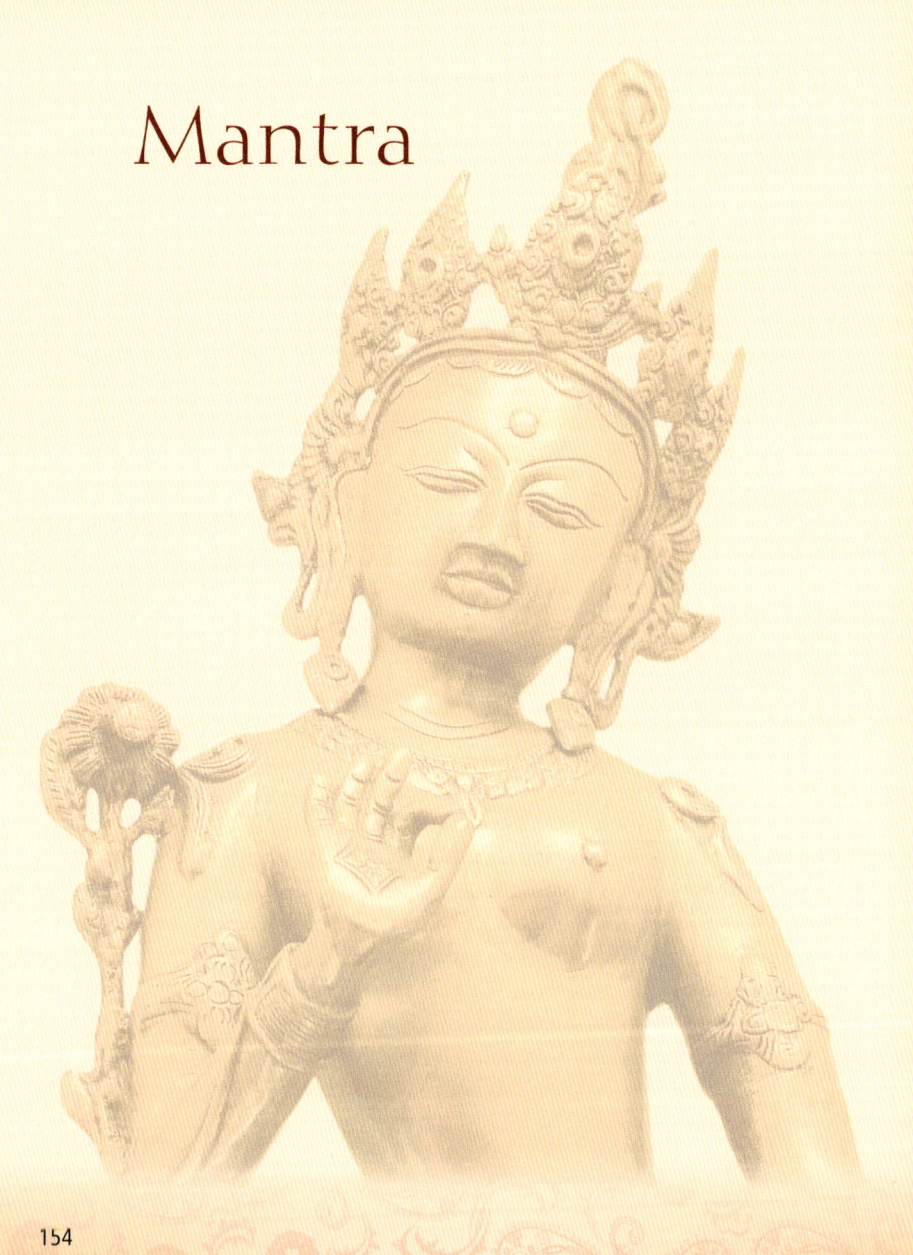

Was ist ein Mantra?

Im Deutschen hat es sich mittlerweile durchgesetzt, nicht »der Mantra« sondern »das Mantra« zu sagen. Diese Praxis wurde hier beibehalten. Das Sanskritwort »Mantra« ist eine Zusammensetzung des schon erläuterten Wortes »mana«, was so viel wie »Geist« oder »Unterbewusstsein« bedeutet, und der Silbe »tra«. »Tra« am Ende eines Wortes bedeutet »rettend, haltend und beschützend«. Von seiner ursprünglichen Bedeutung her ist ein Mantra also ein Instrument für den Geist, für das menschliche Denken, etwas, das dem menschlichen Bewusstsein Schutz bietet.

Ein Mantra kann ein heiliges Wort, eine Silbe, eine Sequenz von Worten, ein Laut, ein Lied oder eine Schwingung sein. Das Mantra kann hörbar, innerlich gesprochen oder es kann auch als Klang wortlos und als Schwingung sogar lautlos sein. Es kann als Gebet mit Sinngehalt oder als Gebetsformel ohne Bedeutung gesprochen oder gesungen werden. Es kann auch nur als Klang wiedergegeben werden. So kann beispielsweise auch das Glockengeläut einer Kirche ein Mantra in einer sehr schönen Form sein.

Es gibt unendlich viele Diskussionen über die Wirksamkeit und auch über die Geschichte von Mantren. Sanskrit ist eine der ältesten Sprachen auf der Welt. Alle Weisheitsschriften, die Vedas, sind in Sanskrit verfasst, und sie enthalten auch die Bija-Mantren. Zwar sind im Lauf der Zeit diese Schriften vereinfacht worden, aber im Großen und Ganzen macht das keinen Unterschied. Alle Mantren haben einen rhythmischen Wert, weshalb die Aussprache eine hohe Intensität der Stimme erfordert. Die Schwingung von Sanskrit überträgt sich nicht nur auf den Körper, sondern auf die gesamte Umgebung, auch auf den feinstofflichen Bereich und auf die fünf Elemente, die durch diese Mantren beherrscht werden können. Deswegen sind die Mantren ein wesentlicher Bestandteil von Kundalini Kriya Yoga.

In vielen Definitionen heißt es, dass ein Mantra sich auf die Kraft richtet, die in der Lage ist, das ganze Spektrum der Persönlichkeit mit allen Eindrücken der Außenwelt zu kontrollieren. Aber dies ist nicht durch das Mantra allein, sondern nur in Verbindung mit den Pranayama-Atemtechniken möglich.

In jedem Mantra steckt großes Potenzial. Die Wortbedeutung eines Mantras ist insofern »bedeutungslos«, weil bereits sein Klang bewirkt, dass der Geist reguliert wird. Es ist natürlich trotzdem gut, sich die Bedeutung eines Mantras bewusst zu machen. Aber selbst wenn man seinen Sinn nicht kennt, wirkt Veda, also das Wissen, durch das Mantra – wenn es aufmerksam und voller Hingabe gesprochen wird.

In den alten Zeiten gab es in Indien keine rassischen Antipathien, Vorurteile, kein Kastensystem oder Differenzen zwischen Glaubensgruppierungen. Damals fügten die Frauen ihren Namen das Wort »Devi« (Göttin) und die Männer ihren Namen das Wort »Deva« (Gott) als Endung an. Das versetzte die Körperseele in eine rhythmische Schwingung und verhalf dadurch allen Männern und Frauen zu einem glücklichen und angenehmen Leben.

Heutzutage werden als Folge der Modernisierung und der Rassenvorurteile diese Endungen am Namensende nicht mehr genutzt, sondern ein Familienname gebraucht. Das hat zu Arroganz, geistiger Verstiegenheit, Verwirrung und Entfremdung geführt. Die rhythmische Schwingung der Seele ist dadurch verloren gegangen. Die Menschen führen heute ein Leben mit viel Stress. Die Rezitation eines Mantras bringt die rhythmische Schwingung zurück und sorgt für ein harmonisches Leben. Sie hilft dem menschlichen Bewusstsein und unterstützt den Menschen auf seinem Entwicklungsweg hin zur Gottesnähe. Es gibt in allen Religionen und spirituellen Disziplinen die verschiedensten Mantren, die der Menschheit von heiligen Menschen übermittelt wurden. So kennen wir im Christentum zum Beispiel: Halleluja, Amen, Kyrie Eleison usw.

Warum sollten wir also in unserer westlichen Kultur nicht auch Sanskrit-Mantren lernen und praktizieren, deren Aufsagen uns neue Kraft und Erkenntnis schenken kann? Die uralte Sprache Sanskrit, wörtlich übersetzt, »die Verfeinerte« verwendet eine Vielfalt von Lauten. Die großen Meditierenden hörten die Klänge ihrer Worte innerlich und gaben sie mündlich weiter. Wortklang und Wortsinn stimmen im Sanskrit überein. Die Schwingung des Klanges selbst übermittelt bereits die Bedeutung und überträgt diese in Wellen auf Körper und Geist. Sowohl beim Hören als auch beim Sprechen der Sanskrit-Mantren werden meditative Schwingungen empfangen. Das beeinflusst Körper und Geist auf eine Weise, in der sich negative Impulse nicht entfalten und auswirken können.

Praxiserfahrung:

Vor fünf Jahren kehrte ich mit guten Vorsätzen von einem Besuch bei Arun in Indien zurück. Dennoch schaffte ich es bis jetzt nicht, Kundalini Kriya Yoga regelmäßig zu üben. Relativ bald nach dem Besuch habe ich aber mithilfe eines Textblattes und einer Kassette Mantren auswendig gelernt. Dabei hat es mir sehr geholfen, dass ich den Text mit Betonungszeichen versah und dass ich die Kassette immer wieder im Auto gehört habe. So wurden mir die Mantren schnell vertraut. Inzwischen wurde es mir sogar zur Gewohnheit, sie zu Beginn einer jeden größeren Autofahrt zu singen. Ich bin überzeugt davon, dass sie mich vor Schaden bewahren. Sie beruhigen und stärken mich und nehmen mir die Angst. Auch als ich meine Mutter beim Sterben begleitete, sang ich ihr Mantren vor. Dadurch entstand eine Atmosphäre, in der ich sie loslassen und sie in Frieden gehen konnte.

Mantra-Praxis

Die Arbeit mit einem Mantra segnet den Übenden mit dreierlei Erfahrungen: mit den Gefühlen von Wohlbefinden, Frieden und Glück.

Im Kundalini Kriya Yoga ist es unumgänglich, die folgenden Mantren regelmäßig zu rezitieren: das Guru-Mantra, Sanghachchadwang und Om Tryambakam. Sie sollten sie nach Möglichkeit auswendig lernen, versuchen, ihren Sinn zu verstehen und zu Beginn jeder Yogapraxis einmal oder dreimal singen.

Praxiserfahrung:

Ich fühle mich immer noch nicht vertraut mit den Mantren, denn es ist mir fremd, etwas zu singen, was ich nicht verstehe. Dann kommen mir häufig die Worte des Dalai Lama in den Sinn, der sagte, dass alle Formen spiritueller Praxis hier im Westen schon da seien. Daher habe ich mich entschieden, Mantra-Gebete, die ich verstehe, aufzusagen – also auf Englisch und auf Deutsch.

Bija-Mantra

Wenn ein Yogaschüler von seinem Lehrer in die Yogapraxis eingeführt wird, empfängt er von diesem ein persönliches Mantra – das Bija-Mantra. Dieses Mantra ist sozusagen die Keimzelle, durch die der Schüler zusammen mit den passenden Unterweisungen auf den richtigen Weg zu sich selbst, zu seinem Potenzial und zu Gott geführt wird. Es bildet zusammen mit den ethischen Prinzipien des Yama Niyama die Essenz des Yogas. Mit seiner Unterstützung ist es möglich, die ethischen Prinzipien zu potenzieren. Bei beständiger Wiederholung reinigt die innere Rezitation des persönlichen Mantras das Denken, sodass der Yogaübende ein diszipliniertes Leben führen kann.

Es gibt verschiedene Arten von Bija-Mantren, je nach Namen und Abstammung der Person und abhängig von der »Gotra«. Aus Yogasicht ist jeder Mensch seit Urzeiten mit einem ganz bestimmten Lehrer verbunden. Diese seit Jahrtausenden bestehende Zugehörigkeit zu einem Lehrer wird als »Gotra« bezeichnet.

Ein Mensch kann mithilfe des Bija-Mantras, das diesen Aspekt der innigen Verbindung ausdrückt, seine einzigartige Persönlichkeit entwickeln. Es ist ein Weg, auf dem man sich dem Lehrer und dem Göttlichen annähern kann. Wenn der Yogaübende sein Bija-Mantra mit den Übungen und den Atemtechniken verbindet und in seinen Meditationen die verschiedenen Energiezentren mit einbezieht, dann verhilft die Rezitation des Bija-Mantras zur angemessenen Weiterentwicklung. Das persönliche Bija-Mantra ist kurz. Es besteht meist nur aus zwei bis drei Silben. Es wird nicht laut ausgesprochen, sondern geheim gehalten. Wer (noch) kein persönliches Bija-Mantra von einem Lehrer erhalten hat, kann das Mantra »brahm brahm« oder »so ham« rezitieren.

Praxiserfahrung: Eine Stunde wachen

Als ich einmal mit Arun in einem Café saß, sprach er über die Fähigkeit von Yogis, stets präsent und wach zu sein: »Ich bin in ständiger Verbindung mit meinem Lehrer. Du siehst das nicht. Das geschieht durch das Atmen in Verbindung mit dem Bija-Mantra.«

Das erinnerte mich an meinen Religionsunterricht in der Schule. Der Religionslehrer erzählte die Geschichte von den schlafenden Jüngern am Ölberg. »Könnt ihr nicht eine Stunde mit mir wachen?«, fragt Jesus darin seine Jünger. Als Kind war es mir völlig unverständlich, dass die Jünger in dieser Geschichte immer wieder einschliefen. Ich wäre an ihrer Stelle doch wenigstens eine Stunde wach geblieben, dachte ich bei mir.

Heute weiß ich, dass mit »Schlafen« das ständige Versinken in Alltagsvorhaben gemeint ist, bei dem der innere Kontakt mit der höheren Instanz und mit der eigenen inneren Gelassenheit immer wieder abreißt. Selbst wenn ich mir fest vornehme, das Bija-Mantra innerlich erklingen zu lassen, gelingt mir das nur

Bija – der Samen

einige Male, weil sich meine Aufmerksamkeit schon nach kurzer Zeit zu tausend anderen Sachen hinwendet. Es gelingt mir nicht, mit meinem Bewusstsein beim Bija-Mantra zu bleiben. Leider ist es mir noch nicht möglich, länger als eine Stunde zu wachen, das heißt, mit dem Bija-Mantra wach zu bleiben.

Praxiserfahrung:

Wenn ich nicht regelmäßig Kundalini Kriya Yoga übe oder es eine Zeit lang gar nicht praktiziere, passiert es manchmal, dass eine alte Angst wieder zurückkehrt. Diese verschwindet, wenn ich wieder beginne, zu meditieren oder Mantren zu singen. Mein Lieblings-Mantra für alle Lebenslagen ist das Om Tryambakam. Es beruhigt und belebt mich und heitert mich auf. Ich fühle mich beschwingt und verbunden mit meinem Lehrer Arun. Ich sehe ihn dann vor mir, wie er mit strahlendem Gesicht, beim Spaziergang oder nach dem Kundalini Kriya Yoga oder auf dem Weg nach Hause oder während eines Gesprächs, einfach so »dazwischengestreut«, laut und voller Freude »Om Tryambakam« singt.

Mantra für das Yogaziel

Sangacchadhvam sanvadadhvam
sangvo mananasi janatam
dev bhagyam yatha purve san jananam upasate

samani va akutih samanana hridanive
samanamastu vo mano yatha vahastu suhasati

Wir gehen den Weg miteinander, wir sprechen als eine Einheit.
Gott weiß das, denn für ihn gibt es keine Begrenzung, weder durch Zeit noch durch Raum. Der Mensch ist alles. Und er weiß das auch.
Gott hat alles Irdische nach dem göttlichen Gesetz verteilt: gleichmäßig und gerecht.
Wenn sich die Menschen dies bewusst machen, denken sie als Einheit zum Wohl des Ganzen. Jede Person handelt im Sinn der Seele, aus der eigenen inneren Göttlichkeit heraus.
Jeder Mensch ist göttlich.

Mantra zur Anrufung der Lehrer

Akhanda mandalakaram,
vyaptam yena caracaram
tad padan darsitan
yena tasmai sri gurave namah
yena tasmai sri gurave namah

gurur brahma gurur vishnuh
gurur devo maheshvarah
gurur eva param brahma
tasmai sri gurave namah
tasmai sri gurave namah

Der Lehrer ist omnipräsent.
Wenn ich auch nur seine Füße sehen kann, so bitte ich doch um seinen Segen.
Er ist mein Lehrer, und er sorgt für mich.
Er ist wie ein Gefäß, das alle göttlichen Aspekte in sich trägt, ein Lehrer wie Brahma, Vishnu und Maheshvara.

Ich verehre meinen Lehrer. Wenn eine Person in Dunkelheit lebt, dann kann sie kein Licht empfangen.

agyanatimira andhasya gyana
anjanana salaykaya
chaksurun militan
yena tasmai sri gurave namah
yena tasmai sri gurave namah

gurur brahma gurur vishnu
gurur devo maheshvara
gurur eva param brahma
tasmai sri gurave namah
tasmai sri gurave namah

Dann kommt der Lehrer und vermittelt Wissen.
Es ist, als ob ein Blinder plötzlich sehen könnte, sobald der Lehrer dem Auge Lichtsubstanz übermittelt.

Mantra für den Segen

Om tryambakam yajamahe
sugandhim pustivardhanam
urvarukam iva bandhanan
mrtyor mukhsiya mamrtat.
Mrtyor mukhsiya mamrtat.

Om santi santi santi

Ehrerbietung dir, der du drei Augen* hast.
Du bist nicht nur groß, du bist am größten.
Wenn jemand sich deiner erinnert, ist er glücklich.
Du gibst deinen Segen.
Wenn ich diese Welt verlasse, löse ich mich sanft, wie eine Frucht von der Mutterpflanze.

Allen Menschen Frieden, Frieden, Frieden

---

*Das Dritte Auge steht im übertragenen Sinn für die Allwissenheit.

Praxiserfahrung: Mantra

Prof. Dr. Sinha kam zu Besuch. Er schaute sich unser Haus an und sang dabei Sanskrit-Lieder. »Es sind Mantren«, erklärte er und ging auch hinaus in den Garten. Dort machte er unter lautem Singen segnende Gesten. Er segnete den Apfelbaum und das Rosenbeet. Dann schritt er laut singend weiter bis zum Zwetschgenbaum und zum Komposthaufen. Unsere Nachbarn waren gerade beim Unkrautjäten und schauten mit großen Augen zu uns herüber. Er sang noch ein Mantra und noch ein Mantra. Dann winkte er laut singend hinüber zu unseren Nachbarn, und sie winkten zurück.

Praxiserfahrung: Vertrauen

Früher habe ich mir immer vorgestellt, dass der Fortschritt auf spiritueller Ebene außergewöhnliche Sinneserfahrungen mit sich bringen würde, dass man beispielsweise während der Meditation Farben sehen und Klänge hören könne und dass man vielleicht den Körper verlassen und die materielle Welt aus einer Perspektive von oben beobachten würde. So etwas habe ich nie erfahren.
Meine persönliche Entwicklung hat sich im Bereich Vertrauen vollzogen. Ich habe nur noch selten das Gefühl, dass der kommende Tag sich wie ein Berg aus Schwierigkeiten vor mir auftürmt. Ich spüre Vertrauen in das Leben, Vertrauen in andere Menschen und Vertrauen in mich.

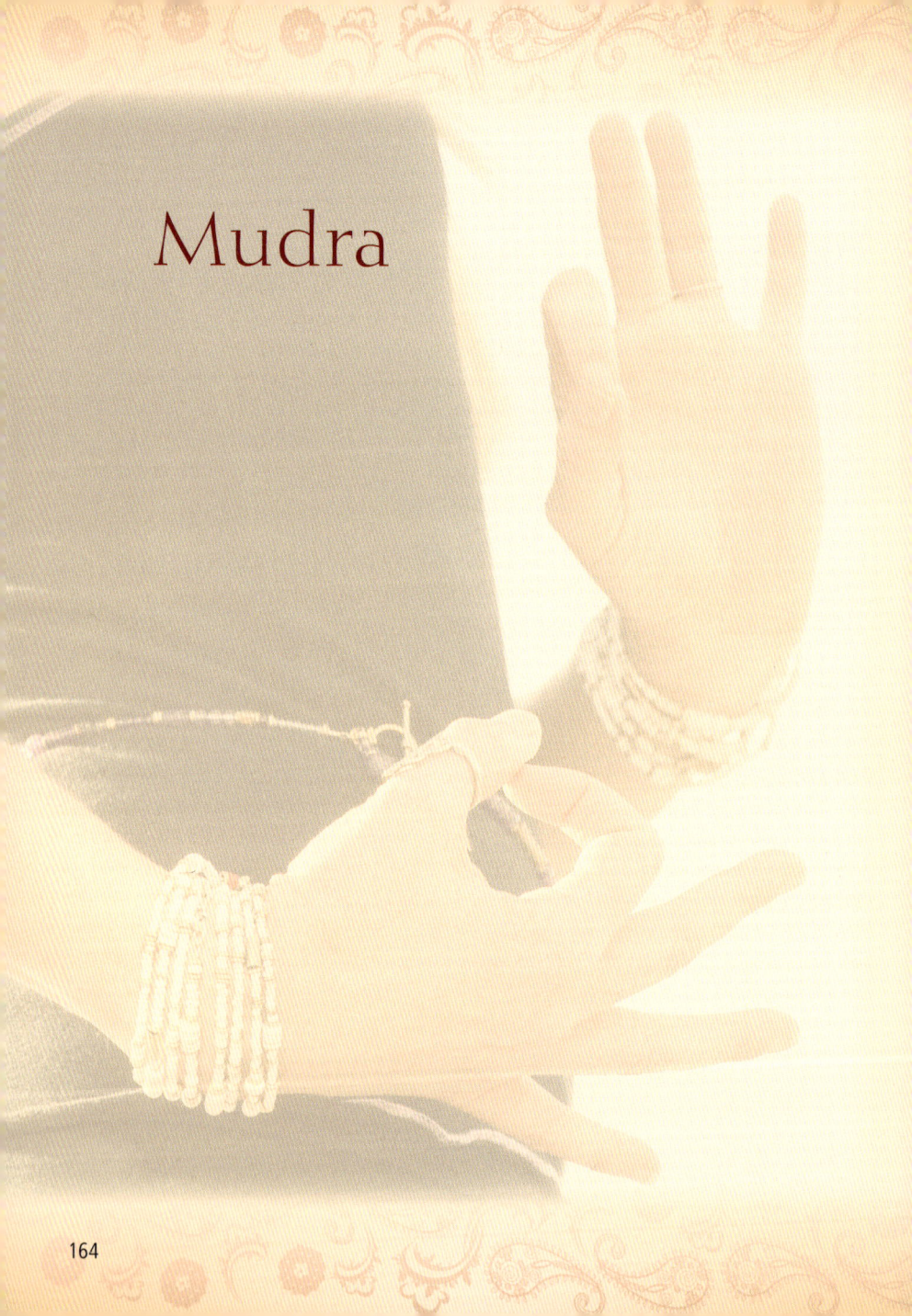

Mudra

Ein Mudra drückt das innere Gefühl von Herz und Geist eines Menschen, speziell eines Yogis aus. Dieses äußert sich in unterschiedlicher Haltung, Geste und Ausdruck der Augen, der Hände und der Finger. Es ist eine Geste oder eine Körperhaltung und zeigt als äußerer, symbolischer Ausdruck die innere Verbindung zu den feineren Bewusstseinsschichten, zum Spirituellen und zum Göttlichen an. Besonders oft wird ein Mudra mit der Hand geformt. »Hand« heißt im Sanskrit »Hasta«. »Hand-Mudra« heißt dementsprechend »Hasta Mudra«.

Eine besondere Fingerkombination bezeichnet man im Yoga als Hand-Mudra. Gemäß den heiligen Schriften des Yogas werden Daumen, Zeigefinger, Mittelfinger, Ringfinger und kleiner Finger als Vertreter der fünf Elemente Feuer, Luft, Himmel, Erde und Wasser betrachtet. Deshalb spiegelt eine spezielle Fingerkombination, in der ein Hand-Mudra geformt wird, auch eine spezielle Verbindung der Elemente wider. In einem weiteren Sinn ist ein Mudra die äußere Darstellung der inneren Gefühle und Empfindungen des Menschen. Seine inneren Prozesse drücken sich in verschiedenen Haltungen und Bewegungen der Finger, der Augen oder anderer Körperregionen aus.

Wenn eine Person lange meditiert, kann es passieren, dass sich ein Mudra spontan zeigt. So eine Reaktion zeigt an, dass eine yogische Reflexion im Geist und im Körper stattfindet. Diese Widerspiegelung gilt als die Offenbarung der Verbindung mit dem Göttlichen. Bis jetzt sind 365 Mudras bekannt, welche die innere Erfahrung als im Außen erkennbare Handlung ausdrücken. Um Gott zu verehren, wird bewusst eine dieser bekannten Gesten gemacht. Eine solche Geste übt eine Wirkung auf die tieferen Bewusstseinsebenen aus, sowohl bei der meditierenden Person als auch bei anderen Menschen. Dies kann Auswirkungen auf die Kreativität und auf die Gesundheit der Menschen haben oder als Segen dienen.

Übersicht:
Bezug der Elemente zu den Fingern

Finger	Kodex	Element
Daumen	0	Feuer
Zeigefinger	1	Luft
Mittelfinger	2	Äther
Ringfinger	3	Erde
Kleiner Finger	4	Wasser

Besonderheiten von Hand-Mudras

Ein Hand-Mudra kann im Sitzen, Stehen oder beim Gehen ausgeführt werden. Um besondere Ergebnisse zu erzielen, sollte man es anfangs über einen Zeitraum von zehn Minuten üben. Später kann man die Durchführung auf bis zu 30 oder 45 Minuten ausdehnen, dann aber am besten im Lotossitz, im Schneidersitz oder im Diamantsitz. Wenn bei einem Hand-Mudra die Finger der rechten Hand beteiligt sind, wird die linke Hälfte des Körpers beeinflusst und unterstützt. Weil bei einem Hand-Mudra die Finger mit einbezogen werden, die wiederum die fünf Elemente symbolisieren, helfen Hand-Mudras, Unausgewogenheiten zwischen den Elementen auszubalancieren.

Praxis verschiedener Mudras

Prithvi-Mudra – Erd-Mudra

Fingerkombination: 0-3

Elementkombination: Feuer-Erde

Das Erd-Mudra wird geformt, indem man die Spitzen von Ringfinger und Daumen aufeinanderlegt. Die übrigen Finger bleiben gestreckt.

Wirkung: Es hilft, die Gedanken zu sammeln und unterstützt die Meditation. Es heilt Kopfschmerzen, Schlaflosigkeit und mentale Spannungen und stärkt darüber hinaus das Gedächtnis.

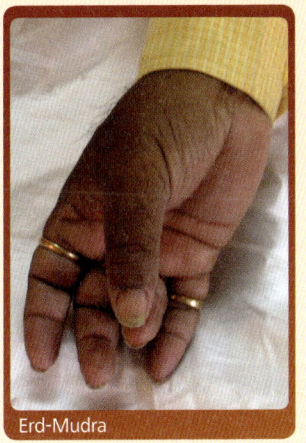
Erd-Mudra

Prana-Mudra – Lebenskraft-Mudra

Fingerkombination: 0-3-4

Elementkombination: Feuer-Erde-Wasser

Beim Lebenskraft-Mudra berühren sich die Fingerspitzen von Daumen, Ringfinger und kleinem Finger. Die übrigen Finger bleiben gestreckt.

Wirkung: Dieses Mudra stärkt das Immunsystem und hält vital. Es unterstützt die Behandlung bei Vitaminmangel und bei allen Problemen der Augen und des Sehens.

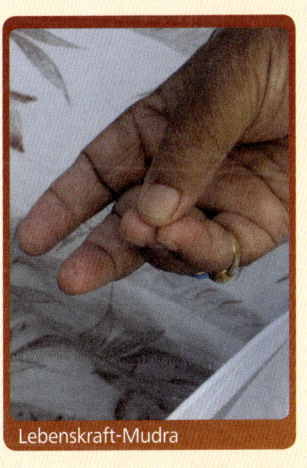
Lebenskraft-Mudra

Vayu-Mudra – Luft-Mudra

Fingerkombination: 0-1

Elementkombination: Feuer-Luft

Das Luft-Mudra wird geformt, indem man den Zeigefinger gegen die Daumenwurzel drückt. Die übrigen Finger bleiben gestreckt.

Wirkung: Es hilft, Gelenkschmerzen zu verringern, wirkt unterstützend bei Arthritis, bei Gicht und bei Übersäuerung und verbessert den Blutkreislauf

Apana-Mudra

Fingerkombination: 0-2-3

Elementkombination: Feuer-Himmel-Erde

Beim Apana-Mudra berühren sich die Fingerspitzen von Daumen, Mittelfinger und Ringfinger. Die übrigen Finger bleiben gestreckt.

Wirkung: Das Apana-Mudra hilft bei Verstopfung, Hämorrhoiden und Diabetes. Es unterstützt die Behandlung von Nierenproblemen und hilft dabei, Gifte aus dem Körper zu entfernen.

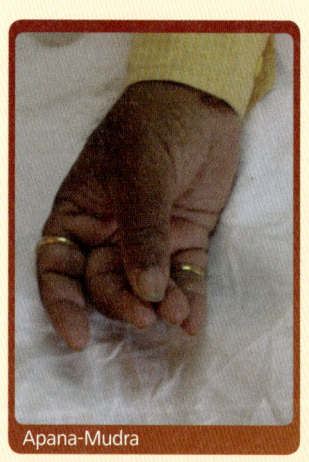
Apana-Mudra

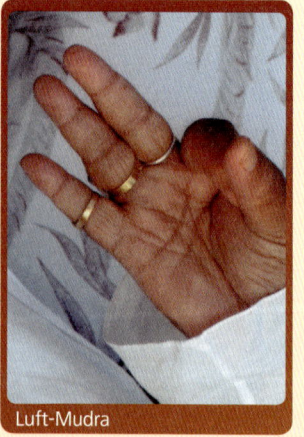
Luft-Mudra

Gyana-Mudra

Fingerkombination: 0-1

Elementkombination: Feuer-Luft

Es verbinden sich die Fingerspitzen von Daumen und Zeigefinger. Die übrigen Finger bleiben gestreckt.

Wirkung: Das Gyana-Mudra unterstützt die Konzentration, verbessert das Gedächtnis und hilft bei der Kontrolle negativer Gedanken.

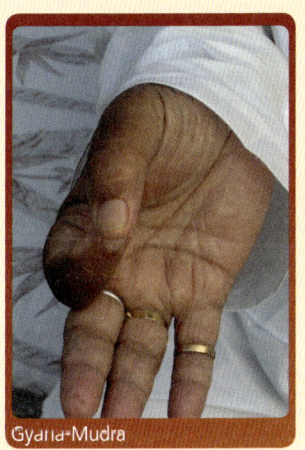
Gyana-Mudra

Apana-Vayu-Mudra:

Fingerkombination: 0-1-2-3

Elementkombination: Feuer-Luft-Himmel-Erde

Das Mudra setzt sich aus dem Apana- und dem Vayu-Mudra zusammen. Man verbindet die Fingerspitzen von Daumen, Zeigefinger, Mittelfinger und Ringfinger. Der kleine Finger wird gestreckt.

Wirkung: Es unterstützt die Behandlung von Herzkrankheiten, hilft bei Übersäuerung, wirkt bei Kopfschmerzen, bei hohem Blutdruck und bei Asthma.

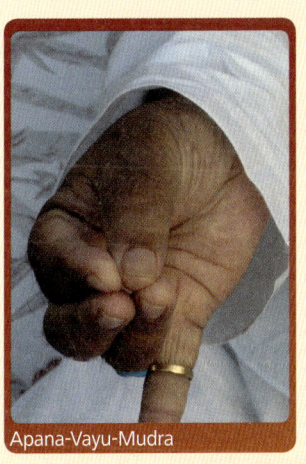
Apana-Vayu-Mudra

Linga-Mudra

Fingerkombination: siehe Bild

Elementkombination: 0-1-2-3-4

Beim Linga-Mudra werden die Finger beider Hände verschränkt und der linke Daumen gestreckt (siehe Abbildung).

Wirkung: Das Linga-Mudra verstärkt die körperliche Energie. Es hilft bei der Behandlung von Husten, Erkältung und Asthma ebenso wie auch bei niedrigem Blutdruck.

Varuna-Mudra

Fingerkombination: 0-4

Elementkombination: Feuer-Wasser

Das Varuna-Mudra wird gebildet, indem sich die Fingerspitzen von Daumen und kleinem Finger berühren, während die anderen drei Finger gestreckt bleiben.

Wirkung: Es heilt raue Hautstellen, die sich durch den Verlust von Körperfeuchtigkeit gebildet haben, und ist nützlich bei der Behandlung von Hautkrankheiten aller Arten. Darüber hinaus hilft es, das Blut zu reinigen.

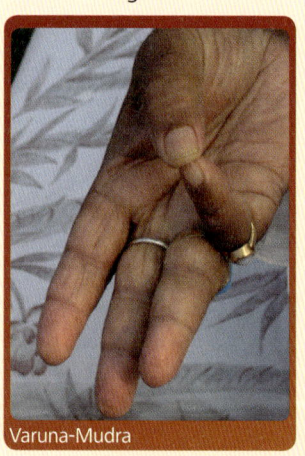
Varuna-Mudra

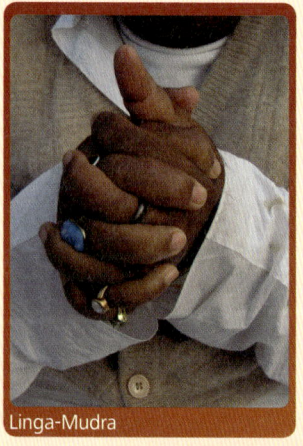
Linga-Mudra

Surya-Mudra

Fingerkombination: 3-0

Elementkombination: Erde-Feuer

Das Surya-Mudra entsteht, indem man den Ringfinger auf die Daumenwurzel legt und dann den Daumen gegen den Ringfinger drückt. Die übrigen Finger bleiben gestreckt.

Wirkung: Das Surya-Mudra hilft, das Körpergewicht und den Cholesterinspiegel zu senken. Es verbessert die Verdauung und unterstützt die Behandlung von Diabetes und Lebererkrankungen.

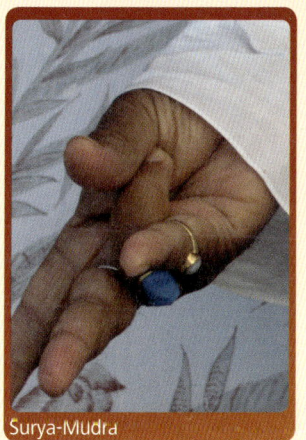
Surya-Mudra

Jalodhar-Mudra

Fingerkombination: 0-4

Elementkombination: Feuer-Wasser

Das Jalodhar-Mudra wird gebildet, indem man den kleinen Finger mit der Wurzel des Daumens verbindet und den gebeugten kleinen Finger mit dem Daumen drückt. Die übrigen Finger bleiben gestreckt.

Wirkung: Das Jalodhar-Mudra hilft, Wassersucht zu behandeln.

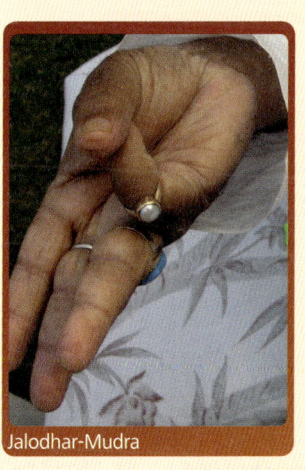
Jalodhar-Mudra

Sahaja-Shankha-Mudra

Fingerkombination: 0-1-2-3-4

Elementkombination: Feuer-Luft-Himmel-Erde-Wasser

Das Sahaja-Shankha-Mudra wird gebildet, indem man die Fingerspitzen von Daumen, Zeigefinger, Mittelfinger, Ringfinger und kleinem Finger der rechten Hand verbindet und nach oben streckt. In dieser Haltung wird die rechte Hand von der linken Hand gehalten.

Wirkung: Das Sahaja-Shankha-Mudra unterstützt die Verdauung und verbessert ganz allgemein den Gesundheitszustand.

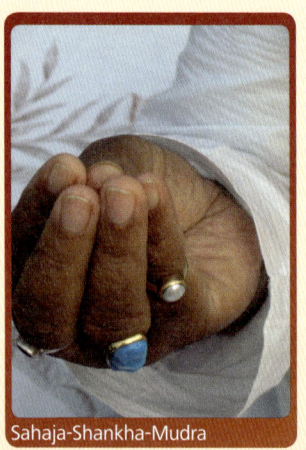
Sahaja-Shankha-Mudra

Sahaja-Dhyana-Mudra

Fingerkombination: 0-1-2-3-4

Elementkombination: Feuer-Luft-Himmel-Erde-Wasser

Das Sahaja-Dhyana-Mudra wird geformt, indem man die rechte Hand auf die linke Hand legt und beide Hände horizontal und mit der Handinnenfläche nach oben hält. Dabei berühren sich die Spitzen der Daumen.

Wirkung: Das Sahaja-Dhyana-Mudra unterstützt und verstärkt die geistige Konzentrationsfähigkeit.

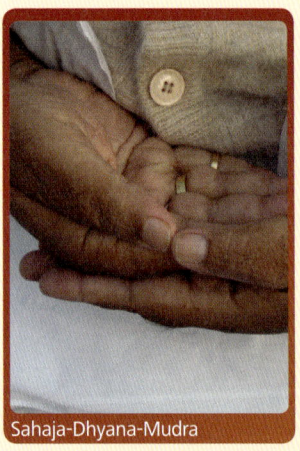
Sahaja-Dhyana-Mudra

Ashvini-Mudra

Das Ashvini-Mudra ist kein Hand-Mudra, denn die Hände sind dabei nicht aktiv. Das Mudra entsteht, indem man den Anus zusammendrückt und nach oben zieht und wieder entspannt. Dieser Vorgang wird fünf Minuten lang wiederholt.

Wirkung: Das Ashvini-Mudra hilft bei der Behandlung von Hernien, Eingeweidebrüchen und Leistenbruch.

Shunya-Mudra

Fingerkombination: 2-0

Elementkombination: Himmel-Feuer

Das Shunya-Mudra wird gebildet, indem man die Spitze des Mittelfingers gegen die Daumenwurzel drückt. Die übrigen drei Finger bleiben gestreckt.

Wirkung: Das Shunya-Mudra hilft bei der Behandlung von Taubheit und von Herzerkrankungen. Es stärkt Knochen und Zahnfleisch und unterstützt bei Krankheiten, die mit der Schilddrüse zusammenhängen.

Entspannungs- übungen

Kundalini-Entspannung (Relaxation Asana)

Ziel: Die Hektik unseres Lebensstils führt zu körperlicher, geistiger und seelischer Anspannung. Viele Menschen werden mit einer Fülle von Problemen in den Bereichen Arbeit, Einkommen, Familie und Partnerschaft konfrontiert. Zu deren Lösung brauchen sie innere Ruhe. Diese Kundalini-Entspannungsübung bewirkt eine tiefe Entspannung von Körper, Geist und Seele. Sie ist gedacht für Menschen mit vielen Aktivitäten.

Wirkung: Wenige Minuten dieser uralten und doch sehr aktuellen Entspannungstechnik
- ersetzen viele Stunden Schlaf,
- führen zu Entspannung bis hinein in die vegetative Ebene,
- bewirken emotionale Ausgeglichenheit und innere Ruhe ,
- verleihen geistige Klarheit,
- ermöglichen angemessene Entscheidungen und
- verbinden die Person mit der eigenen spirituellen Quelle.

Vorbereitung: Der Raum sollte einladend und warm sein. Je nach eigenem Bedürfnis und Raumtemperatur ist es sinnvoll, sich mit einer Decke zuzudecken.

Position: Legen Sie sich entspannt auf den Rücken. Ihre Arme und Hände ruhen neben dem Körper.

Mudra: Der Daumen berührt den Ringfinger der gleichen Hand (Erd-Mudra).

Mantra: Lassen Sie Ihr Mantra innerlich erklingen. Wer kein persönliches Mantra hat, sagt lautlos »brahm« bei der Einatmung und der Ausatmung.

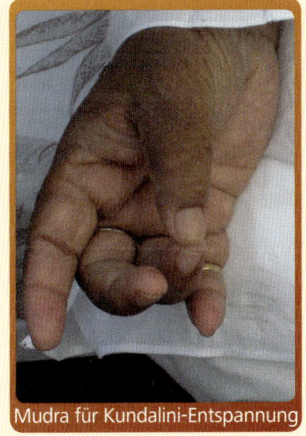

Mudra für Kundalini-Entspannung

Technik: Werden Sie sich Ihres Atems bewusst, wie er mit dem Mantra einströmt und wie er mit dem Mantra ausströmt. Stellen Sie sich vor, wie

er durch Ihre linke Körperhälfte ein- und durch die rechte ausfließt und dann, wie er durch die rechte Körperseite ein- und durch die linke wieder ausströmt.
Versenken Sie Ihre Gedanken in die verschiedenen Klänge und den Geräusche ringsherum. Lauschen Sie auf das Rascheln, Klappern, Atmen und Sprechen.
Ein Gefühl von Geborgenheit stellt sich ein. Stellen Sie sich vor, wie Sie Ihren Körper mehr und mehr der Erde anvertrauen. Fühlen Sie sich von ihr gehalten und getragen.
Schauen Sie durch Ihr inneres Auge zu, wie sich die Erde im Kosmos bewegt. Spüren Sie, wie Sie mitbewegt werden.
Mit jedem Atemzug strömt heilendes Licht in Sie ein. Das Licht fließt anschließend von Ihnen zurück bis zum Ende des Kosmos.
Sie schweben im All. Sie haben sich von der Erde gelöst und schweben ganz frei durch das All.
Sie schauen hinab auf den Planeten Erde, und auf wundersame Weise entdecken Sie dabei einen schönen, einsamen Platz am Meer oder im Gebirge oder in einer Wüste. Dort legen Sie Ihren Körper ab. Sie sind im Licht, und das Licht ist in Ihnen selbst. Sie begeben sich in Ihr Stirnzentrum zwischen den Augenbrauen und setzen sich dort ins Licht. Dabei beobachten Sie Ihren toten Körper. Ihre Seele aber ist sehr lebendig.

Zählen: Zählen Sie langsam rückwärts von 50 bis 1.

Bitte um Vergebung: Wenn Ihr Körper vollkommen entspannt ist, lösen sich Ihre Hände aus dem Mudra. Bitten Sie dann Ihre Seele, den toten Körper zu betrachten. Bitten Sie um Vergebung, und vergeben Sie anderen, indem Sie sagen: »Hilf mir, frei zu werden, von allem, was in mir falsch oder hinderlich ist.«

Bitte um spirituelle Entwicklung: Sprechen Sie dann eine Bitte um eine innere Weiterentwicklung dreimal aus. Diese kann beispielsweise folgendermaßen formuliert sein: »Ich möchte die Bestimmung meines Lebens sehen. Hilf mir, mich zu erkennen. Lass mich dein Licht erfahren.«

Zählen: Zählen Sie von 1 bis 50.

Segen für andere: Betrachten Sie mit Ihrem inneren Auge alle Menschen, die Ihnen nahestehen. Schicken Sie ihnen segnende Gedanken, vor allem denjenigen, mit denen Sie Probleme haben. Danken Sie Eltern und Lehrern. Stellen Sie sich das erhabene Gefühl vor, das sich einstellt, wenn Sie die Erde im Äther umrundet haben. Denken Sie daran, Sie sind ein Kind Gottes, und Sie sitzen im Licht. Strahlen gehen von Ihrer Nasenspitze, seitlich von den Wangen und vom Kopf aus hin zum Schöpfer des Kosmos. Schicken Sie dann auch segnende Gedanken hin zu allen anderen Lebewesen.

Segen für mich: Segnen Sie sich dann auch selbst, indem Sie mit den Lippen Ihre Handinnenflächen berühren. Mit zarten massierenden Berührungen verteilen Sie die gute Energie über Ihren ganzen Körper.

Entspannen Sie sich weiter, indem Sie sich auf die linke Körperseite drehen und in dieser Lage verweilen.

Farben: Dehnen und strecken Sie sich und richten Sie sich langsam in eine sitzende Position auf. Bedecken Sie die Augen mit Ihren Händen, und achten Sie darauf, welche Farben vor Ihren Augen auftauchen. Dunkle Farben bedeuten tiefere Entspannung.

Halten Sie die Energie noch etwas bei sich, indem Sie noch eine Weile schweigen und den direkten Kontakt mit Wasser oder Erde vermeiden. Laufen Sie nicht barfuß, sondern tragen Sie erst einmal Wollsocken.

Entspannung im Büro

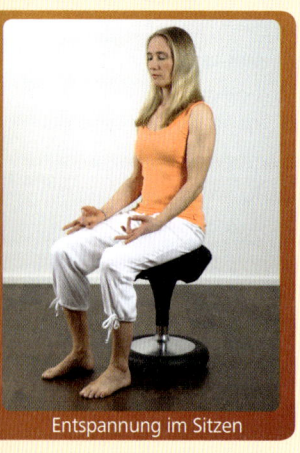
Entspannung im Sitzen

Position: Lockern Sie einengende Kleidungsstücke. Setzen Sie sich in Ihrem Büro auf einen Stuhl mit gerader Rückenlehne. Die Fußsohlen stehen flach und entspannt auf dem Fußboden. Schließen Sie die Augen.

Mudra: Formen Sie mit den Händen das Mudra Daumen-Ringfinger.

Technik: Entspannen Sie sich. Beobachten Sie Ihren Atem. Konzentrieren Sie sich auf die Geräusche und die Klänge Ihrer Umgebung. Richten Sie dann Ihre Aufmerksamkeit weiter nach draußen. Viele Klänge dringen in Ihr Bewusstsein. Nach einiger Zeit hören Sie aber keine Geräusche mehr. Sie nehmen nur noch den natürlichen Ton Ihrer Ein- und Ausatmung wahr.

Zählen: Zählen Sie langsam rückwärts von 50 bis 1.

Stellen Sie sich eine Vision Ihrer Seele vor. Versuchen Sie, Ihr Höheres Selbst zu erkennen. Es ist rein und klar.

Zählen: Zählen Sie von 1 bis 50.

Farben: Öffnen Sie die Augen. Bedecken Sie die Augen mit Ihren Händen, und achten Sie darauf, welche Farben vor Ihren Augen auftauchen.

Stehen Sie auf, recken und strecken Sie sich. Welche Farben sind aufgetaucht? Dunkle Farben, vor allem Schwarz, bedeuten vollkommene Entspannung.

Praxiserfahrung: Langsam zählen

In seinen Empfehlungen betont Arun stets, dass die Entspannungsübungen direkt im Anschluss an die Yogapraxis stattfinden sollen. Ich bemühe mich immer, die Entspannung an die Yogaübungen anzuschließen. Wenn ich mich direkt nach der Meditation zur Entspannung hinlege, fühlt sich das völlig anders an, als wenn ich die Entspannungsübung ohne vorherige Yogapraxis durchführe. Es breitet sich ein Gefühl des tiefen Loslassens aus. Es fällt mir auf, dass ich immer noch zu ungeduldig bin und dazu neige, die Entspannung zu kurz zu gestalten und viel zu schnell zu zählen. Laaaangsam zählen ist wichtig!

Savasana – Totenübung (Kurzform)

Ziel: Diese Methode verhilft zu vollkommener Entspannung von Körper, Geist und Seele. Vor allem Erwerbstätige sind oft physisch und manchmal auch seelisch erschöpft oder fühlen sich zermürbt, weil ihre Leistungen von Kollegen oder Vorgesetzten zu wenig gewürdigt werden. Die moderne Welt konfrontiert die Menschen heute mit vielen Problemen wie Geldmangel, familiären und gesellschaftlichen Schwierigkeiten, Problemen in der Kindererziehung oder Ähnlichem. Die folgende Entspannungstechnik kann Sie dabei unterstützen, die Probleme eines stressigen Lebens zu meistern und überlegte Entscheidungen zu treffen.

Position: Wenn es möglich ist, legen Sie sich hin. Sie können aber auch im Sitzen auf einem Stuhl üben. In diesem Fall setzen Sie sich aufrecht hin. Die Fußsohlen stehen flach auf dem Boden und Ihre Hände liegen ruhig nach oben geöffnet auf den Oberschenkeln. Ihr Nacken ist leicht gebeugt. Die Augen sind geschlossen oder leicht geöffnet.

Mudra: Bilden Sie das Mudra aus Daumen und Ringfinger.

Technik: Versuchen Sie, Ihre Nasenspitze von beiden Seiten zu betrachten. Machen Sie dies einige Sekunden bis einige Minuten lang.
Achten Sie dabei darauf, wie Ihre Ein-und Ausatmung ganz natürlich weitergeht. Richten Sie Ihre komplette Aufmerksamkeit darauf. Allmählich wird der Atem ruhiger und langsamer.
Lauschen Sie auf die Geräusche Ihrer Umgebung.
Dann wenden Sie Ihre Aufmerksamkeit wieder Ihrer Nasenspitze zu und achten darauf, wie in der Nase die Ein- und Ausatmung langsam weitergeht.
Sie nehmen nach und nach verschiedene Geräusche wahr, die wie von ganz weit her klingen. Lauschen Sie ihnen. Ihr Körper entspannt sich. Ihr Geist entspannt sich.
Beobachten Sie nur die Ein- und Ausatmung. Sie bemerken, dass plötzlich keine Laute mehr vernehmbar sind. Dann betrachten Sie wieder Ihre Nase und schauen zu, wie sie Luft aufnimmt und wieder ausatmet.
Geist und Seele sind entspannt.

Zählen: Zählen Sie langsam rückwärts von 50 bis 1. Hören Sie sich dabei zu. Bei der Nennung der Zahl eins sind Sie vollkommen entspannt.

Zählen: Zählen Sie von 1 bis 50. Während des Zählens richten Sie Ihre Aufmerksamkeit allmählich wieder nach außen.

Farben: Öffnen Sie die Augen. Bedecken Sie die Augen mit Ihren Händen, und achten Sie darauf, welche Farben vor Ihren Augen auftauchen. Erscheinen die Farben Weiß, Rot oder Grün, sind Sie teilweise entspannt. Dunkle Farben, vor allem Schwarz, bedeuten vollkommene Entspannung.

Nachspüren: Wenn Sie diese Übung im Liegen gemacht haben, legen Sie sich noch einen Moment auf die linke Seite, und atmen Sie im Rhythmus des Bija-Mantras ein und aus.

Savasana – Totenübung (Ausführliche Form)

Legen Sie sich in Ihre bevorzugte Ruheposition. Schließen Sie Ihre Augen, und atmen Sie regelmäßig weiter.
Achten Sie darauf, wie Ihr Herz und Ihr Puls schlagen.
Versuchen Sie, gelöster zu werden. Ihr Geist ist entspannt.
Sie hören einen Klang aus weiter Ferne. Allmählich scheint er von immer näher zu kommen.
Dann achten Sie auf die Geräusche Ihrer Umgebung.
Sie sind vollkommen entspannt. Ihre Augen bleiben geschlossen.
Die Atmung geht ganz regelmäßig weiter. Achten Sie darauf, wie Ihr Herz und Ihr Puls schlagen.
Ihr Bewusstsein, Ihr Unterbewusstsein und Ihr Unbewusstes sind ganz entspannt.

In Ihrem Körper gibt es keine einzige Bewegung.
Versuchen Sie, Ihr **linkes Bein** als totes Körperteil zu visualisieren. Es gibt keine einzige Bewegung darin.
Der linke Fuß und der linke Knöchel sind entspannt, das linke Knie ist entspannt. Im linken Schenkel findet keine einzige Bewegung statt. Das linke Hüftgelenk und das Becken sind entspannt. Bewegung ist nicht möglich.

Ruheposition Savasana

Visualisieren Sie dann Ihr **rechtes Bein** als totes Körperteil. Es gibt keine einzige Bewegung darin.
Der rechte Fuß und der rechte Knöchel sind entspannt, das rechte Kniegelenk ist entspannt. Im rechten Schenkel findet keine einzige Bewegung statt. Das rechte Hüftgelenk und das Becken sind entspannt. Bewegung ist nicht möglich.

Ihre **Genitalien** sind zwar vorhanden. Darin gibt es keine Bewegung und keine Gefühle.

Visualisieren Sie dann Ihren **linken Arm** als totes Körperteil. Es gibt keine einzige Bewegung darin.
Die linke Hand ist entspannt. Kein Finger bewegt sich. Das linke Handgelenk ist ganz ruhig, wie tot. Der linke Unterarm ist vollkommen entspannt. Es ist keine Bewegung mit ihm möglich. Der Ellbogen ist ganz locker und entspannt, ebenso die linke Schulter. Nirgends findet eine Bewegung statt.

Visualisieren Sie anschließend Ihren **rechten Arm** als totes Körperteil. Es gibt keine einzige Bewegung darin.
Die rechte Hand ist entspannt. Kein Finger bewegt sich. Das rechte Handgelenk ist ganz ruhig, wie tot. Der rechte Unterarm ist vollkommen entspannt. Es ist keine Bewegung mit ihm möglich. Der Ellbogen ist ganz locker und entspannt, ebenso die rechte Schulter. Nirgends findet eine Bewegung statt.

Alle **Organe** sind entspannt:
Ihr Bauch ist entspannt. Ihre Lunge atmet ganz gelöst ein und aus. Das Herz pumpt das Blut ganz ruhig durch den Kreislauf.

Alle **Körperbereiche** von den Füßen bis zum Kopf sind ganz entspannt und ruhig. Sie bewegen sich nicht.
Der Hals und der Nacken sind entspannt. Ihre Augen sind immer noch geschlossen.
Ihre Gesichtsmuskeln sind ganz gelöst. Es gibt in Ihrem Gesicht keine einzige Bewegung. Alles ist ganz locker.

Sie sind jetzt vollkommen entspannt.
Das Herz schlägt. Die Lunge nimmt automatisch Luft auf und stößt sie wieder aus.
Achten Sie darauf, wie Ihr Herz und Ihr Puls schlagen. Sie hören Stimmen und Klänge von ganz nah, aber auch von ganz fern.
Jeder Teil Ihres Körpers ist vollständig entspannt.

Bija-Mantra und Bitte:
In diesem Stadium beginnen Sie mit der Rezitation des **Bija-Mantras**. Dann wenden Sie sich an Gott und geloben, nichts Materielles zu erbitten. Denn dies alles wird mit dem Tod nicht mit Ihnen kommen, sondern hier auf der Erde bleiben. Ihnen ist bewusst, dass Sie nur Ihre Taten, Ihr spirituelles Empfinden und der Segen Ihrer Lehrer und der Gesellschaft nach Ihrem Tod begleiten werden. Deshalb geloben Sie nun innerlich, dass Sie Gott ausschließlich um spirituelle Erfahrungen bitten werden. Damit bitten Sie um etwas sehr Schönes, denn dadurch erhalten Sie Einblicke in den Sinn Ihrer Existenz auf der Erde.
Dann sprechen Sie bitte dreimal: **»Diese Bitte wird gehört.«**

Sie sind immer noch völlig entspannt.
Es findet keine einzige Bewegung in Ihrem Körper statt. Ihre Augen sind geschlossen. Ihre Lunge arbeitet ganz automatisch. Das Herz und der Puls schlagen. Sie denken an nichts. Alles Muskeln des Körpers sind gelöst und ganz locker. Sie liegen da wie ein toter Körper, vollkommen ruhig.

Lauschen Sie wieder auf die **Geräusche** der Umgebung. Versuchen Sie, verschiedene Klänge und Stimmen wahrzunehmen. Allmählich hören Sie Klänge, die scheinbar von ganz weit weg, aber auch von ganz nah kommen.

Langsam wenden Sie sich wieder der **Außenwelt** zu. Ihr Gehirn arbeitet wieder angemessen wie vor dieser Übung. Die Empfindungen aller Sinne kehren zurück. Sie beobachten, wie Ihre Nase ein- und ausatmet. Langsam spüren Sie über die Haut Ihre Umgebung. Fühlt sie sich kühl oder warm an?
Immer noch findet in Ihrem Körper keine einzige Bewegung statt. Die Fähigkeit dazu kommt nach der Entspannung wieder.

Jetzt sind Ihre **Füße und Beine** wieder fähig, sich zu bewegen. Sie fühlen sich normal und genauso lebendig an wie zuvor.

Ihre **Genitalien** haben eine spontane, lebendige Empfindung.

Der **Bauch** fühlt sich an wie immer, und sein früherer sprudelnder Klang kehrt zurück. Ihr Magen fängt wieder an zu arbeiten und die Nahrung zu verdauen.

Ihre **Lunge** nimmt automatisch Luft auf und stößt sie wieder aus.

Das **Herz** schlägt regelmäßig und pumpt das Blut in die verschiedenen Körperteile.

Alle Sinnesempfindungen sind in den Körper zurückgekehrt. Alles ist wieder in Bewegung. Sie können wieder alle Glieder bewegen.
Öffnen Sie die Augen, und strecken Sie Ihre Gliedmaßen.
Bedecken Sie dann mit den Händen Ihre Augen, und legen Sie sich auf die linke Seite. Nach einer Weile setzen Sie sich mit einem lächelnden Gesicht ganz entspannt wieder auf.

Singen Sie dann: »Hari Om tat sat. Hari Om tat sat. Hari Om tat sat.«

Dann reiben Sie Ihre Augen, pressen die Hände darauf und schauen, welche **Farben** Sie sehen.

Praxiserfahrung:
Entspannen, entspannen, entspannen

Irgendwann ließ mein Lehrer eine Bemerkung über mich ins Gespräch einfließen: »She cannot relax.« – Sie kann sich nicht entspannen. Ich war entrüstet. Wie bitte? Ich bildete mir nämlich ein, geradezu eine Entspannungsspezialistin zu sein. Hatte ich mich verhört? »Was meinst du damit?«, fragte ich. Aber er ignorierte meine Rückfrage völlig und ließ sich nicht in seinem Vortrag zu verschiedenen Yogathemen beirren. Auch später konnte ich ihm keinen Kommentar mehr dazu entlocken.

Ich begann nachzudenken. Es wurde mir zunächst nicht bewusst, dass ich mich nicht oder nur ungenügend entspannen konnte. Aber nach einiger Zeit erkannte ich: Ja, er hatte recht.

Nach der Yogapraxis am Morgen sprang ich nach der Meditation, nach der eigentlich noch die Entspannungsübungen stattfinden sollten, oft rasch auf und startete voller Energie in den Alltag. Meine Begründung dafür war, dass ich mir dafür keine Zeit mehr nehmen konnte. Ich redete mir ein, dass ich sonst mein Tagesprogramm nicht mehr absolvieren könnte.

Außerdem dachte ich, dass ich durch die Praxis der Atem- und Körperübungen sowieso total entspannt war. Schließlich muss man schon entspannt sein, um überhaupt eine Meditation beginnen zu können. Das stimmt nur teilweise. Es ist besonders wichtig, den energetischen Prozessen nach der Yogapraxis in der Entspannung nachzufühlen. Dabei reagiert der Körper mit spontanen, angenehmen Bewegungen im Rücken. Es ist, als wolle sich die Wirbelsäule von selbst gerade ausrichten und die mobilisierte Energie neu verteilen. Wenn dann Ruhe eintritt, möchte ich darin lange und ohne Atem verharren. Gleichzeitig breitet sich eine tiefe Zufriedenheit aus.

Yoginindra

Diese Übung dient der Entwicklung aller, die schon längere Zeit regelmäßig Yoga praktizieren. Es ist die beste Entspannungsmethode für Körper, Geist und Seele.

Am besten lassen Sie sich die folgenden Worte vorlesen, damit sie auf Ihr Unterbewusstsein wirken können. Sprechen Sie sie innerlich mit, und versuchen Sie nach und nach, die Worte zu verinnerlichen. Mit ausreichender Übungspraxis werden Sie in der Lage sein, die Worte innerlich zu wiederholen, ohne dass sie Ihnen jemand dabei vorliest.

Körperhaltung: Wählen Sie den Lotossitz, Schneidersitz oder jede denkbare andere Position, in der die Wirbelsäule aufrecht ist.
Sie können sich auch bequem auf einen Stuhl setzen – so, wie es für Sie passt.
Aufrechte Wirbelsäule: Die Wirbelsäule richtet sich gerade und mühelos auf, als wäre sie am Scheitel durch eine gespannte Schnur mit dem Himmel verbunden. Diese Schnur hält die Wirbelsäule in jeder Position vollkommen aufrecht.
Handinnenflächen nach oben: Im Yoginindra ist die Handinnenfläche in jeder Position nach oben gerichtet. Die Hände können auf den Oberschenkeln liegen oder im Schoß ineinander gelegt werden.
Mudra: Bilden Sie mit Ihren Fingern das Gyana-Mudra. Dabei berühren die Daumen die Spitzen der Zeigefinger. Die Handinnenflächen bleiben nach oben gerichtet.

Entspannung: In dieser Übung geht es darum, so gelöst und entspannt wie möglich zu sein. Lassen Sie alle Anspannung los, und verwandeln Sie sie in Leichtigkeit. Behalten Sie das Wort im Bewusstsein: **Entspannung.**

Aufmerksame Körperbeobachtung
Für einen Moment beobachten Sie alle Bereiche des Körpers. Dann beginnen Sie, mit der mentalen Bewusstheit in den ganzen Körper zu gehen. Sie kümmern sich sorgsam um alle Bereiche des Körpers.
Gelassen und freundlich betrachten Sie alle Bereiche des Körpers.

Der Blick richtet sich jetzt nach innen. Sie ziehen Ihre Aufmerksamkeit, Ihren Fokus und Ihre Empfindungen von der Umgebung zurück. Die Augen sind halb geschlossen oder – besser noch – ganz geschlossen. Sie spüren, wie Sie ruhiger werden.

Bija-Mantra

Verwenden Sie ein persönliches Mantra. Lassen Sie Ihr persönliches Bija-Mantra in die Atmung einfließen. Wenn Sie kein Bija-Mantra haben, dann verwenden Sie das Mantra »brahm brahm« oder »so ham«.
Sie atmen »brahm« ein und atmen »brahm« aus oder »so« ein und »ham« aus.
Mithilfe der Atmung beobachten Sie das Bija-Mantra, fühlen Sie es, und halten Sie es dabei im Bewusstsein.
Beobachten Sie den Atem.
Erinnern Sie sich an das Bija-Mantra.
Lassen Sie das Bija-Mantra in die Ein- und Ausatmung einfließen.
Die natürliche Atmung nimmt ganz von selbst das Bija-Mantra an.
Während der Atmung geht das Bija-Mantra mit.
Das nennt man Sajavuti, das bedeutet die bequeme Annahme des Bija-Mantras durch die Atmung.
Sie atmen das Bija-Mantra ein und aus, und Sie verstehen das Bija-Mantra.
Es bedeutet: »Ich bin wie du, Gott. Du, Gott, bist wie ich.«
Dieses Mantra gibt die Information und die Bestätigung: »Ich bin wie du, Gott.«

Atemursprung im Kehl-Chakra

Sie hören das Mantra in der Ein- und der Ausatmung, »brahm« in der Einatmung, »brahm« in der Ausatmung.
Sie sehen, beobachten und fühlen das Mantra in der Kehle – im Vishuddhichakra.
Es hat seinen Ursprung im Bereich des Halses, im Adamsapfel.
Dann fließt es über die Brust hinunter zum Nabel – zum Feuerbereich des Manipurachakras.
Mit dem Mantra achten Sie wieder auf jeden Teil des Körpers. Sie sind sehr bewusst.

Sie beobachten jeden Teil des Körpers, und Sie fühlen das persönliche Mantra in der Ein- und Ausatmung. Der Körper verharrt unbewegt und ruhig in seiner Position.
Sie sorgen behutsam für jeden Teil des Körpers. Sie beobachten den ganzen Körper, und das Mantra fließt weiter. Sie sind ganz bewusst, wenn Sie den Körper und das Mantra beobachten.
Dann konzentrieren Sie Ihre Bewusstheit auf die Mitte des Körpers.

Bewusstheit
Im Sanskrit bedeutet »Chetna« Bewusstheit. Sie sind ganz bewusst.
Dann entsteht noch mehr Bewusstheit.
In dem Wissen, bewusst zu sein, beobachten Sie Ihre Atmung mit dem Mantra. Zur gleichen Zeit beobachten Sie Ihren Körper. In dem Wissen, dass Sie bewusst sind, ist noch mehr Bewusstheit möglich.
Das nennt man »Parama Chetna« – höchste Bewusstheit
Jetzt werden Sie mit Ihrer Atmung noch bewusster und beobachten diese weiterhin.
Das Brahm-Brahm-Mantra strömt mit der Atmung ein und aus. Sie können beobachten, wie es entsteht und weiter nach unten strömt.
Wieder achten Sie auf die Bewusstheit in jedem Bereich des Körpers.
Sie konzentrieren Ihren Geist und Ihr Herz auf die Atmung.
Bewusstheit begleitet die Ein- und die Ausatmung.
Wieder werden Sie bewusst in Bezug auf den ganzen Körper.
Die Aktivitäten im Körper hören auf.

Der Körper ist im Frieden.
Ihre Bewusstheit ist nun in der Mitte des Körpers – im Herzen.
Sie sind auch bewusst in Bezug auf die Ein- und Ausatmung.
Herz und Geist sind im Frieden und ganz in der Mitte.
Das Atmungszentrum im Körper befindet sich jetzt im Kehlkopf – im Vishuddhizentrum.
Beobachten Sie, wie das Brahm-Brahm-Mantra oder das So-Ham-Mantra mit der Atmung einhergeht. Sie können es auch sehen und beobachten, indem Sie die Aufmerksamkeit Ihres Geistes auf das Kehlzentrum richten.
Kümmern Sie sich sorgsam um die Atmung. Sie ist nicht in der Nase, sondern im Kehlchakra.

Die Atmung fließt gleichmäßig und ruhig.
Fühlen Sie, dass der Ursprung der Atmung das Vishuddhichakra und nicht die Nase ist.
Bleiben Sie mit voller Aufmerksamkeit dort.
Beachten Sie Ihre Atmung. Sie ist einfach, rhythmisch und synchron.
Die Atmung ist sehr, sehr fein. Während Sie den Atem beobachten und fühlen, kommen Sie allmählich auch in die Lage, die Atmung im Kehlchakra zu sehen.
– unentwegter Fluss der Atmung –
– Zentrum ist der Kehlkopf –
Kümmern Sie sich sehr sorgsam darum, denn die Atmung ist sehr wertvoll.
Ich weiß, dass ich einatme.
Ich weiß, dass ich ausatme.
Dieses Chakra gehört jetzt zu Ihrem Wissen. Es ist nun Teil Ihres Wissens.
Sie brauchen mit Ihrer Bewusstheit nicht tiefer zu gehen. Beobachten und fühlen Sie dies. Gehen Sie nur so weit, wie Sie fühlen.
Wenn sich Ihre Gedanken irgendwohin bewegen, dann lassen Sie dies zu, und schauen Sie genau, worauf sich Ihr Denken richtet. Achten Sie darauf, während Sie ein- und ausatmen. Mit diesem Gefühl beobachten Sie die Bewegungen der Gedanken. Sie sorgen ganz bewusst dafür, und Sie verstehen gleichzeitig, wie die Ein- und Ausatmung im Kehlchakra entsteht.
Der Ort Ihrer Konzentration ist der Kehlkopf.

Einatmung und Ausatmung – Arohan und Avrohan
Beobachten Sie das Gefühl, wie die Luft durch die Nase einströmt und dann hinunter zum Kehlkopf, zum Vishuddhichakra, fließt.
Die Einatmung heißt Arohan.
Die Ausatmung heißt Avrohan.
Sie betrachten die Einatmung, die in der Kehle entsteht. Ebenso achten Sie auf die Ausatmung der Luft, die ihren Ursprung auch in der Kehle hat.
Sie wissen, dass beides, Einatmung und Ausatmung, in der Kehle entsteht, und Sie erlangen langsam ein Gespür dafür.

Gedanken betrachten
Ihr Geist ist möglicherweise sehr aktiv. Kontrollieren Sie die Gedanken so wenig wie möglich.
Kümmern Sie sich dennoch sorgsam um Ihr Denken.

Konzentrieren Sie Ihren Geist auf Ihre Kehle.
Achten Sie unablässig auf Ihre Atmung – Arohan und Avrohan.
Denken Sie auch daran, diese zu betrachten.
Schauen Sie auf Ihre Ein- und Ausatmung.
Arohan bedeutet, die Atmung kommt aus dem Kehlkopf und fließt zum Nabelzentrum.
Avrohan bedeutet, die Atmung fließt vom Nabelzentrum zum Kehlzentrum.
Halten Sie diese Atembewegung in Ihrem Bewusstsein fest.

Der innere Weg der Atmung – Atindrya Road
Konzentrieren Sie sich auf Arohan und auf Avrohan.
Achten Sie auf Ihren ganzen Körper.
Die Einatmung fließt zum Nabelzentrum – Arohan.
Die Ausatmung fließt vom Nabelzentrum zum Kehlzentrum – Avrohan.
Konzentrieren Sie sich vollkommen darauf. Sie spüren mit voller Konzentration, wie die Atmung hinunterfließt und wieder heraufkommt.
Sie wissen, dass Sie hinsichtlich der Ein- und Ausatmung bewusst sind.
Sie sind ganz bewusst.
Im Kehlzentrum entwickelt sich das Arohan.
Im Nabelzentrum spüren Sie, dass Avrohan die Ausatmung entstehen lässt.
Sie sind Zeuge dieses Prozesses. Beobachten Sie diesen still.
Es gibt keine Bewegung im Körper. Bleiben Sie achtsam.
Halten Sie Ihre Bewusstheit aufrecht.
Richten Sie Ihr Bewusstsein auf den gesamten Prozess von Arohan und von Avrohan, auf den Weg vom Nabel aufwärts zum Kehlzentrum.
Die Strecke von der Kehle zum Nabel heißt Atindrya Road – innerer Weg.
Betrachten Sie diesen inneren Weg der Atmung, und erforschen Sie dabei jeden einzelnen Schritt.

Fühlen Sie jetzt Ihren Körper sorgsam, und achten Sie gleichzeitig auf Ihre Ein- und Ausatmung.
Jetzt kennen Sie den Weg von Arohan und Avrohan, die Strecke von der Kehle zum Nabel und zurück.

Mehr Bewusstheit
Sie werden mit der Betrachtung all dieser Vorgänge immer bewusster.
Sie begleiten die aufsteigende Atmung, und Sie erkennen die Gestalt von der hinunterfließenden Einatmung.
Wiederholen Sie mit der Ein- und Ausatmung immer wieder das Mantra – einatmen zwischen Kehle und Nabel, ausatmen zwischen Nabel und Kehle.
Diese Ein- und Ausatmung geht weiter in der Körpermitte.
Sie beobachten, wie sich der Atem im Zentrum bewegt.
Sie werden auch mit dem Brahm-Brahm-Mantra immer bewusster.
Diese Bewusstheit behalten Sie in Erinnerung.
Arohan und Avrohan werden vom Brahm-Brahm-Mantra magnetisch angezogen.
Arohan geht von der Kehle zum Nabel. Ihr Körper steht still.
Seien Sie sehr bewusst mit dem Prozess von Ein- und Ausatmung.
Dann können Sie vielleicht verstehen und wissen, dass Gott in Ihnen ist, dass Sie wie Gott sind.
Das Mantra erinnert Sie an den Satz: »Ich bin derselbe wie du, Gott.«
Sie verstehen nun, wie der Atemprozess in Ihrem Inneren vor sich geht.

Die Steigerung der Bewusstheit
Sie sind genau wie er. Sie sind Gottes Ebenbild, Sie sind ein Ebenbild:
»Gott, gib mir Kraft und den gleichen Status – du und ich.«
Kümmern Sie sich um diese Gedanken, um Ihren Geist, und bewahren Sie Ihre Bewusstheit mit der Intensität eines Aufpassers.
>sehr bewusst auf dem inneren Weg des Atems, Arohan – Avrohan, Brahm-Brahm-Mantra
>Sie kennen den Weg von der Kehle zum Nabel, den inneren Weg.
>Ein- und Ausatmung
>Einatmung, »brahm«, Ausatmung, »brahm«

Sorgen Sie für »brahm-brahm«.
Jetzt kennen Sie die Energiezentren der Kehle und des Nabels. Sie kennen auch den Weg, hinauf und hinunter – Arohan und Avrohan.
Die Strecke heißt innerer Weg, und die Atembewegung vollführt eine ovale Bewegung auf diesem Weg. Versuchen Sie, diese zu beobachten.

Und kontrollieren Sie auch Ihren Körper, der stillsteht, gleichzeitig haben Sie aber die Kontrolle über Ihren Geist.
Sie betrachten aufmerksam, wohin Ihre Gedanken gehen.

Völlige Bewusstheit
Arohan bezieht sich auf »brahm«.
Starten Sie das »brahm« ausgehend von der Kehle mit der Einatmung, und nehmen Sie es mit bis zum Nabel.
Avroham verbindet sich mit »brahm«, und es geht wieder hinauf vom Nabel zur Kehle. Sie fühlen mental und bewusst, dass dieser Vorgang in Ihnen ununterbrochen weitergeht.
      Einatmung, »brahm«, Ausatmung, »brahm«
Wiederholen Sie das Wort »brahm«.
Erleben Sie beim Einnehmen der Luft »brahm« und beim Ausströmen der Luft »brahm«.
Dieser Vorgang geht in Ihrem Körper andauernd vor sich. Beobachten Sie gleichzeitig Ihre geistige Schwingung bei dem Prozess von Aufsteigen und Absteigen und von »brahm« und »brahm«. Nehmen Sie es in die Mitte Ihres Körpers auf – genauso wie zuvor Arohan und Avrohan. Diesen Prozess beobachten Sie von innen heraus, und gleichzeitig sorgen Sie dafür, dass der Körper vollkommen stillsteht, der Geist sich aber bewegt.
Achten Sie auf seine Bewegung. Kontrollieren Sie diese, während Sie Ihre Atmung mit dem Bija-Mantra kontrollieren.

Der Prozess von Yoginindra ist in drei Teile geteilt. Ihre Bewusstheit erfährt eine zunehmende Steigerung: **bewusst, bewusster und ganz bewusst.**
Jetzt sind Sie im Stadium von »bewusster«, und dann gelangen Sie in die Phase »ganz bewusst«.

Sie sind erneut sehr sorgsam und sehr, sehr bewusst bei der Betrachtung Ihres Atmungsprozesses.
> von der Kehle zum Nabel, einatmen mit dem Mantra »brahm« und ausatmen mit »brahm«

Gleichzeitig betrachten Sie die Mitte Ihres Körpers.

Zuerst sind Sie bewusst, dann noch bewusster, und jetzt, in der dritten Phase sind Sie ganz bewusst.
In diesem Prozess stellen Sie Wirkzusammenhänge her, die zu immer größerer Bewusstheit führen.
Dann sind Sie mit der ganzen Kraft des Wissens völlig bewusst.
> Einheit von Geist, Atem und Mantra

Mit der Einatmung und der Ausatmung wird der Geist an einen Ort geholt und dort gehalten.
Durch die Einatmung und die Ausatmung zusammen mit dem Mantra erlangt das Bewusstsein Einheit.

Der Klang Nadabrahma

Wenn Atmung, Mantra und Geist eins werden, dann entsteht die Fähigkeit, einen sehr feinen Laut zu vernehmen.
Dieser Klang bezieht sich auf die Ein- und Ausatemmethode.
Sie hören einen feinen Klang.
Fühlen Sie »brahm-brahm«, während Sie ein- und ausatmen.
Jetzt sprechen Sie dreimal: »Om.«
»Om. Om. Om.«
Allmählich bringen Sie Ihre Wahrnehmung nach außen.
Allmählich ziehen Sie die Bewusstheit von Atmung und Mantra zurück.
Allmählich bringen Sie Ihre Wahrnehmung und Gedanken nach außen.
Allmählich achten Sie auf die Bewegungen und Empfindungen Ihres Körpers.
Sie bewegen den Körper in allen Bereichen und öffnen die Augen.
Bedanken Sie sich bei allen Bereichen Ihres Körpers, und geben Sie einen Segen.
Dann sprechen Sie ein abschließendes Mantra:
»Om tat sat. Om tat sat. Om tat sat.«

Die Regulierung des Alltags

Der Körper erhält seine lebensnotwendige Energie durch die Aufnahme von Nahrung, von Wasser und von Luft aus dem Außen sowie durch die Verbindung mit dem Feuer und dem Äther und durch die individuellen Lebensgewohnheiten. Vitalkapazität entsteht, wenn der menschliche Körper die Elemente Luft, Feuer, Wasser, Erde, Äther in geeigneter Form sowohl aus der realen Umgebung als auch aus dem eigenen Inneren aufnimmt. Für das persönliche Wohlbefinden ist es notwendig, sich für sein Leben so viel Vitalität wie möglich zu bewahren. Deshalb beachten Yogapraktizierende die unten stehenden allgemeinen Grundregeln.

Praxiserfahrung:

Ich mache jeden Tag Yoga, weil es mir sehr guttut. Es hat mein Leben ein Stück weit positiv verändert.
Auf körperlicher Ebene hat sich mein zu hoher Blutdruck normalisiert. Ich fühle mich kräftiger und traue mir mehr zu. Bald nachdem ich mit Yoga begonnen hatte, stieg ich nach langer Erziehungspause wieder in den Beruf ein. Vieles fügte sich. Wir haben beispielsweise ein Haus mit Garten gefunden, in dem ich eine Praxis eröffnen konnte. Meine Therapieerfolge verdanke ich auch Yoga und einer guten Führung von »oben«.

Ernährung

Ganz wesentlich für den Erhalt der eigenen Vitalität ist die Ernährung. Diese bestimmt das Wohlbefinden und auch die äußere Erscheinungsform. Gute Ernährung beginnt mit der Auswahl der Nahrungsmittel. Nicht nur der Nährwert einer Mahlzeit, sondern auch weitere Inhaltsstoffe wie Eiweiße, Kohlenhydrate, Fette, Vitamine und Mineralstoffe in einer ausgewogenen Zusammensetzung spielen eine Rolle. Nach Möglichkeit kauft man frische Nahrungsmittel, die hochwertig, ohne Zusatzstoffe und voller Vitamine sind. Gesunde Ernährungsgewohnheiten helfen, die eigene Lebensspanne auszudehnen und fördern die Lebensqualität. Manche Lebensmittel sollten allerdings wie eine Medizin eingesetzt werden, zum Beispiel Zwiebeln, Knoblauch oder Alkohol. All dies fördert das ganze Leben lang die physische Stärke, Gesundheit, Weisheit und die Vitalkapazität.

Gute Essgewohnheiten sind die Grundlagen einer stabilen Gesundheit. Dazu zählt auch, möglichst abwechslungsreich zu essen. Die Zubereitung der Mahlzeit spielt ebenso eine Rolle, wie die aufgenommene Menge und der Rhythmus der Nahrungsaufnahme. Die Nahrung sollte zudem ausreichend Ballaststoffe enthalten. Alle grünen Gemüsesorten und auch Kartoffeln enthalten oft Kaliumdünger, der nicht gut für den Körper ist. Deshalb sollte dieses Gemüse zuerst gewaschen und dann noch einmal kurz in Wasser gelegt werden, ehe es zubereitet und gekocht wird. Saure Nahrungsmittel sollten vermieden werden. 80 Prozent der Nahrungsmittel, die man zu sich nimmt, sollten alkalisch sein. Das Verhältnis von sauren zu alkalischen Lebensmitteln sollte also 20 zu 80 betragen. Yoga- und Atemübungen sollten nicht mit vollem Magen, sondern frühestens 45 Minuten nach einer Mahlzeit praktiziert werden. Der Diamantsitz oder Fersensitz (Vajrasana) ist die einzige Übung, die man direkt nach dem Essen machen kann. In der richtigen Haltung hilft sie, die Nahrung rascher zu verdauen.

Gute Ernährungsgewohnheiten erhält man, indem man eine sorgfältige Auswahl der Lebensmittel trifft, also auf Frische und Inhaltsstoffe achtet, indem man im Rhythmus zur richtigen Zeit eine angemessene Menge an Nahrung zu sich nimmt und indem man jede Mahlzeit achtsam und sorgfältig zubereitet.

Zudem braucht der Körper zum Überleben viel Wasser, denn schließlich besteht er bekanntermaßen zu zwei Dritteln aus Wasser. Deshalb ist Nahrung, die viel Wasser enthält besonders gesundheitsfördernd. Gemüse und Früchte enthalten teilweise bis zu 80 Prozent Wasser. Je mehr Wasser in einem Nahrungsmittel ist, desto leichter ist es zu verdauen, und der Stoffwechsel wird angemessen aufrechterhalten. Im Allgemeinen sollten größere Mengen Wasser nicht während des Essens getrunken werden. Ein kleiner Schluck kann jedoch auch zu einer Mahlzeit eingenommen werden.

Praxiserfahrung: Vegetarische Ernährung

In den letzten Jahren habe ich nicht viel Fleisch gegessen. Schließlich führten einige einschneidende Erfahrungen dazu, dass ich mich jetzt rein vegetarisch ernähre.

Während einer Indienreise waren wir in Prof. Dr. Sinhas Haus eingeladen, und seine Frau Raju hatte einige Köstlichkeiten für unsere Gruppe zubereitet. Arun hatte schon früher einmal beiläufig erwähnt, dass Fleisch nicht gut für meinen Körper sei. Im Großen und Ganzen hielt ich mich an seinen Rat und aß selten Fleisch. An diesem Abend aber reizte mich ein Gericht aus zartem Ziegenfleisch. Alle Gäste fanden es köstlich. Ich fragte Arun, ob ich davon essen könne. Er meinte »Ja, natürlich« und fügte hinzu: »Wenn Gott gnädig ist, dann zeigt er dir über deinen Körper, was du essen kannst und sollst.« Gott war mir gnädig. Als wir am nächsten Tag heimflogen, war mir entsetzlich übel, und ich verbrachte den Flug auf der Toilette. Ich war die Einzige in der Reisegruppe, die solche Beschwerden hatte.

Nach dieser Erfahrung hatte ich jedes Mal körperliche Beschwerden, wenn ich Fleisch gegessen hatte. Kopfschmerzen, Darmprobleme, Übelkeit, Schwindelgefühle oder Erschöpfung überzeugten mich davon, dass mir nur rein vegetarisches Essen guttut. Auf einer Japanreise servierte man uns in einem Restaurant Hühnchen. Unsere Gastgeber versicherten auf meine Nachfrage, dass es kein Hühnerfleisch sei, sondern aus Soja hergestellt wäre. Ich zweifelte zwar daran, aber ich hatte Hunger und aß davon. Am nächsten Tag flogen wir zurück nach

Deutschland, und ich wurde zu Hause sofort krank. Der Arzt diagnostizierte eine Lungenentzündung. Seit diesem Erlebnis bin ich mit undefinierbaren Speisen sehr vorsichtig und verzichte auch auf Fleischbrühe oder Soßen, die Fleisch enthalten.

Der Umgang mit Stress

Stress entsteht, weil die Bedürfnisse einer Person und ihre Fähigkeiten, diese zu erfüllen, weit über die zur Verfügung stehenden Möglichkeiten hinausgehen. Solche unangemessenen Wünsche können von der Person selbst oder von jemand anderem ausgehen. Wenn Wünsche und Möglichkeiten unvereinbar sind, entsteht Stress. Zu viel Stress senkt die Toleranzgrenze des Körpers gegenüber Krankheiten. Kundalini Kriya Yoga sorgt für mehr Heiterkeit und größere Gelassenheit und hilft damit entscheidend, schädlichen Stress so weit wie möglich aus dem eigenen Leben zu verbannen. Die Entspannungsübung oder auch Yoginindra unterstützen Sie dabei, ein entspannteres Leben zu führen.

Körperhaltung und Bewegung

Bei der richtigen Körperhaltung sind die Belastungen für Muskeln, Sehnen, Knochen und Gelenke nur sehr gering. Wenn man richtig, also natürlich und entspannt sitzt oder steht, übt man keinen schädlichen Druck auf Leber, Nieren oder auf andere innere Organe aus. Die Nerven werden nicht beeinflusst und man erkennt bereits an der äußeren Ausstrahlung einer Person, dass sich deren Körper in Harmonie befindet. Praktische

Körperübungen und allgemein körperliche Bewegung tragen entscheidend zum Erhalt der menschlichen Gesundheit bei, egal in welchem Alter und in welcher physischen Verfassung jemand ist. Körperliche Bewegung, egal wie gering sie ist, hilft, ein gesundes Gewicht zu erhalten und das Wohlbefinden zu steigern. Dennoch sollte man sich in Bezug auf seinen Körper nicht irrational verhalten. Sportliche Übungen, die schmerzen, die den Körper überfordern oder die die Nerven stark irritieren, sollte man vermeiden, auch wenn es sich um Yogaübungen handelt. Die Kleidung sollte stets bequem, leicht und anmutig sein, denn sie hat einen großen Einfluss auf den Stoffwechsel.

Schlafen

Schlaf ist notwendig, um die Vitalkapazität aufrechtzuerhalten. Schlaf ist nicht nur eine körperliche Auszeit, sondern er ist ganz essenziell für die Gesundheit von Körper, Geist und Seele. Tiefer Schlaf sorgt für Entspannung auf der geistigen, seelischen und physischen Ebene. Gesunder nächtlicher Schlaf gibt dem Körper Zeit, sich selbst zu regenerieren und zu heilen. Das Gehirn verarbeitet in dieser Zeit alle Reize, die es aufgenommen hat. In unserer modernen Welt ist Schlaflosigkeit ein Problem vieler Menschen. Viele Leute lassen sich sogar in Schlaflabors behandeln und sind bereit, sehr viel Geld zu bezahlen, um wieder einen erholsamen durchgängigen Schlaf zu erfahren. Folgende Regeln unterstützen einen gesunden regenerativen Schlaf:

- Waschen oder duschen Sie sich vor dem Schlafengehen mit warmem Wasser.
- Sorgen Sie für einen subjektiv angenehmen Duft an Ihrer Schlafstätte.
- Gestalten Sie Ihr Schlafzimmer nach Ihrem Geschmack einladend.
- Ein Kräuterkissen kann beruhigend wirken.

- Der Schlafraum sollte vollkommen dunkel sein.

- Stellen Sie das Bett auf gar keinen Fall im Türbereich auf. Auch sollte kein größerer Gegenstand das Bett verstellen.

- Uhren in Sichtweite produzieren unbewusst Stress und bauen Druck auf.

- Tiefer Schlaf ist traumlos. Kundalini Kriya Yoga, die Entspannungsübungen oder Yoginindra sind die besten Hilfsmittel für einen ruhigen Schlaf. Sie fördern im Gehirn die erforderliche geistige Bereitschaft, die für einen tiefen Schlaf notwendig ist.

Yogis schlafen bevorzugt auf der linken Seite. Das linke Bein ist ausgestreckt, das rechte gebeugt. Der Kopf ruht dabei in der linken Hand. Diese Position gibt dem Magen, den Verdauungsorganen und der Bauchspeicheldrüse die nötigen Voraussetzungen, den Stoffwechsel optimal durchzuführen.

Körperreinigung und Yogapraxis

Hygiene fördert das eigene Wohlbefinden und die Schönheit. Persönliche Hygiene gibt ein Gefühl von Sicherheit und versetzt dadurch den Menschen in die Lage, seine Emotionen zu kontrollieren. Hygiene ist aber nicht nur hilfreich, um Körper und Seele zu kontrollieren, sondern sie unterstützt den Körper auch bei der Vermeidung und Abwehr von Infekten.

Vor der Yogapraxis sollte man sich waschen oder duschen. Direkt nach den Yogaübungen kann man sich den Mund ausspülen, darüber hinaus sollte aber der Körper nicht mit Wasser in Berührung kommen. Nach der Asana und nach dem Pranayama ist der Körper aufgeheizt. Wasser nimmt diese Energie auf. Duscht man also direkt nach der

Yogapraxis, verliert man die Energie, die sich aufgebaut hat, wieder, und man kann gesundheitliche Probleme bekommen. Es empfiehlt sich daher, mit dem Waschen mindestens zwei Stunden zu warten.

Für Yogaübende ist es wichtig, den Körper sorgfältig zu waschen und zu pflegen, bevor sie in ihren Alltag starten. Beginnen Sie mit dem Händewaschen, spülen Sie danach Ihre Augen mit Wasser aus, und putzen Sie dann Ihre Zähne. Anschließend reinigen Sie Ihre Mundhöhle sorgfältig und spülen sie aus. Reinigen Sie dann die Zunge sorgfältig mit den Fingern oder einem speziellen Zungenreiniger und befreien Sie sie von Belag. Dann führen Sie einige Finger so tief in den Rachen ein, bis der Körper darauf mit einem Aufstoßen oder mit Husten und Auswurf reagiert. Danach nehmen Sie einen tiefen Atemzug, um Geist und Körper zu reinigen. Auch vor dem Schlafengehen wird der Mund ausgespült und besonders Zunge und Zähne gereinigt. Um die Zähne zu pflegen, reibt man das Zahnfleisch mit Zitrone ein. Mindestens zweimal wöchentlich sollten Sie Ihren Mund mit heißem Zitronenwasser, dem eine Prise Salz beigemischt ist, ausspülen. Zur Nasenreinigung verschließen Sie jeweils ein Nasenloch und schnupfen durch das andere Nasenloch Wasser ein. Nun verschließen Sie das mit Wasser gefüllte Nasenloch und blasen das Sekret durch das andere Nasenloch kraftvoll wieder aus. Wiederholen Sie diese Prozedur drei- bis fünfmal mit beiden Nasenflügeln.

Praxiserfahrung: Reinigungszeremonien

Wer in Indien schon einmal in einem Hotel der Mittelklasse übernachtet hat, der weiß, dass die Reinigungsrituale der indischen Zimmernachbarn durch sämtliche Wände dringen. Ab vier Uhr in der Frühe wird in ungeheurer Lautstärke gegurgelt, geschnupft, geräuspert, gehustet, gewürgt oder sich anderweitig geräuschvoll gereinigt. Schon oft bin ich aufgeschreckt, weil ich dachte, im Zimmer nebenan würde irgendjemand ins Jenseits befördert. Wenn ich dann eine Weile

angespannt lauschte, erkannte ich: »Aha, Inder sind bei der Morgentoilette.«
Als ich meinen Yogalehrer kennenlernte, hatte ich mir gerade vorgenommen, meine ausgedehnten Waschzeremonien zu reduzieren. Damals hatte mich ein Gast stark beeindruckt, der ungefähr eine Minute nach dem Wecken vollkommen angezogen am Frühstückstisch saß und nicht wie ich morgens eine halbe Stunde im Bad verbrachte. Zwar legte ich mich nicht – wie er vermutlich – abends so ins Bett, wie ich am nächsten Tag beim Frühstück sitzen wollte, aber ich beschränkte meine Reinigungsmaßnahmen auf ein Mindestmaß. So verbrachte ich morgens durchschnittlich sieben Minuten im Bad.

In dieser Phase bekam ich Besuch von Arun. Er klärte mich als Erstes darüber auf, dass die Reinigung des physischen Körpers essenziell für die Yogapraxis und auch für die spirituelle Entwicklung ist. Bis in jede Einzelheit führte er mir vor, wie man die Augen, die Zähne und die Zunge, die Nase, den Rachen und den Schlund reinigt. Er war dabei völlig unbefangen, während ich die Prozedur doch mit etwas Unbehagen beobachtete.

Im Nachhinein bin ich jedoch sehr froh und dankbar für seine Unterweisung, denn der ganze Atembereich fühlt sich nach einer intensiven Reinigung angenehm und frei an. Schnupfen ist bei mir sehr selten geworden.

Ein Duschritual

Für den Yogaübenden empfiehlt es sich, bei der Reinigung unter der Dusche oder im Bad eine bestimmte Reihenfolge beim Waschen einzuhalten. Zu Beginn wird ein Mantra gesungen. Anschließend benetzen Sie zunächst den Bereich um den Nabel mit Wasser, dann die gegenüberliegende Stelle am Rücken. Ihre rechte Körperseite entspricht der Sonne, die linke Seite dem Mond.

Wenn Sie die durch Pranayama entstandene Hitze im Körper reduzieren möchten, beginnen Sie mit der Reinigung auf der rechten Körperseite – zunächst mit dem rechten Bein, dann reinigen Sie die Genitalien. Dasselbe machen Sie anschließend auf der linken Körperseite. Darauf folgt die Reinigung von Brust und Nacken. Berühren Sie danach symbolisch das Binduzentrum am Hinterkopf, und waschen Sie anschließend Ihr Gesicht.

Die Reihenfolge der Reinigung am Waschbecken:

- Füße und Beine waschen
- Hände und Arme waschen
- Ohren und Hals waschen
- zwölfmal das Gesicht mit Wasser benetzen
- Nasenflügel durchspülen
- den Mund voll Wasser füllen und ausspülen
- Zähne putzen
- Zunge und Rachen reinigen

Praxiserfahrung:
Hilfe bei Stress

Vor Kurzem war ich wegen einer belastenden Stresssituation psychisch sehr angespannt. Eines Morgens hatte ich spontan das Bedürfnis, ein Baderitual zu machen. Das habe ich sonst sehr selten. Ich dachte über meine Situation nach, plötzlich fiel mir während einer Meditation spontan ein, dass ich mich mithilfe des Wassers von dem schädlichen psychischen Druck befreien konnte. Was für eine wunderbare Reinigungskraft hat doch das Wasser – für den Körper und die Seele!

Tägliche Zeit des Schweigens

Täglich sollte man mindestens eine halbe Stunde schweigend verbringen. Das bewahrt die Kraft im Organismus.

Innere Auswirkungen der Yogapraxis

Wer längere Zeit ernsthaft Yoga praktiziert, der wird auch sein Auftreten in der Öffentlichkeit verändern. Yogaübende treten angenehm, elegant und dezent auf, sprechen aber auch gerade heraus aus, was sie denken. Deshalb verhalten sie sich in jeder Lebenslage authentisch und sprechen klar und aufrichtig. Kundalini-Kriya-Yoga-Praxis festigt den Charakter des Übenden und lässt die feinstofflichen Kanäle von Ira, Pingala und Sushumna gerade werden.

Die Verwendung von Rudraksha-Perlen

Rudraksha sind die Früchte eines Himalayabaumes, des Elaeocarpus ganitrus. Die trockenen Beeren werden zur Unterstützung für Gebete und Meditationen verwendet und als Kette oder Anhänger getragen, ähnlich wie im Christentum der Rosenkranz.

Jeder Gegenstand hat eine Ausstrahlung und somit eine Wirkung auf die Umgebung. Die Ausstrahlung der Rudraksha-Kette verleiht frische Lebenskraft. Deswegen sollte man zumindest eine Rudrak-Perle immer bei sich haben. Die Rudrakshas bieten umfassenden Schutz aller Art. Sie unterstützen die Kontrolle des Stoffwechsels, die Regulation des Blutdrucks und die Abwehr negativer Stimmungen und mentaler Störungen. Sie sorgen für Freundlichkeit und Heiterkeit. Bei einer Meditation eingesetzt, verleihen sie dem Körper eine sehr feine Energie. Der Körper wird auf diese Weise gereinigt und das bewirkt, dass man eine viel tiefere Konzentration erleben kann. Alle Yogaübenden sollten Rudraks bei sich tragen – mindestens jedoch immer eine Perle. Besser noch ist es aber, 21, 54, 108 oder 1008 Perlen bei sich zu haben. Das unterstützt die Vitalkapazität.

Hinweise zur Gestaltung von Haus und Garten

Es gibt in der indischen Kultur traditionelle Regeln und Gebote (Vastushastra), die das gesamte häusliche Umfeld und seine energetische Wirkung umfassen. Das Haus sollte sich in die umgebende Landschaft einfügen. Seine Form, Ausstattung und Gestaltung sollte die Energie vermehren oder zumindest erhalten. Einige Empfehlungen dazu:

- Es sollten keine Hindernisse in der Eingangstür stehen, weder Blumen noch andere Gegenstände. Sie wirken als Hindernisse im Energiefluss.

- Spiegel sollten nicht an der Türe stehen, sonst wird die einströmende Prana-Kraft zurück nach außen reflektiert.

- Natürlich sind verschiedene Pflanzen und Blumen im Haus empfehlenswert. Allerdings sollten Kakteen nicht im Wohnbereich aufgestellt werden. Kakteen gedeihen eigentlich in Wüsten und in heißen Ländern auf Friedhöfen. Im Wohnhaus jedoch ziehen sie Prana-Kraft ab.

- Man sollte täglich einige Minuten lang lüften. Dann erfüllt die Prana-Kraft 24 Stunden lang das Haus.

Zugeständnisse an den modernen Alltag

Um das vorher schon erläuterte Ziel des Yogas, die Verwirklichung, zu erreichen, gibt es von alters her eine vielfach erprobte Methode, die auf die individuelle Lebenssituation einer Person zugeschnitten werden kann. In den alten Zeiten verlangte der Lehrer, dass der Schüler in den Himalaya oder an heilige Plätze kommen sollte, um in den Yogatechniken unterrichtet zu werden. Heutzutage haben die Menschen dazu natürlich keine Zeit mehr. Mit Rücksicht auf die Anforderungen der modernen Gesellschaft, sind daher die Regeln, die die Vermittlung des Wissens und die Yogapraxis betreffen, abgewandelt worden:

- Yoga kann zu jeder Tageszeit geübt werden, auch wenn man die empfohlenen Übungszeiten anstreben sollte.

- Yoga kann in jeder beliebigen Haltung ausgeführt werden.

- Folgendes ist ein wesentlicher Bestandteil: Vor dem Yoga wird gegenüber der höchsten, inneren Instanz gelobt, die Wahrheit zu sprechen, niemanden zu verletzen und das eigene Potenzial und seine Fähigkeiten weise zu nutzen.

- Yoga wird zweimal täglich praktiziert.

- Die Atemübungen – Pranayama – werden täglich durchgeführt

- Wenn diese Versprechen nicht eingehalten werden, kann man diese Verfehlung durch Fasten ausgleichen.

Die Om-Zeremonie

Die Om-Zeremonie ist ein Segen des Allmächtigen für das Individuum. Die heilige Praxis dieses Rituals entfernt alle Belastungen und alles negative Denken aus dem Leben und aus der Gesellschaft und bringt Licht zurück ins Leben und ins Haus. Jeder Mensch, der an einer solchen Zeremonie beteiligt war, geht durch dieses strahlende Licht mit Zuversicht auf alles zu, was das Leben bringt. Das Hervorbringen des Klanges »Om« reinigt die Gesellschaft von negativem Druck und lädt den Körper des Menschen und seine Umgebung mit guter Energie auf.

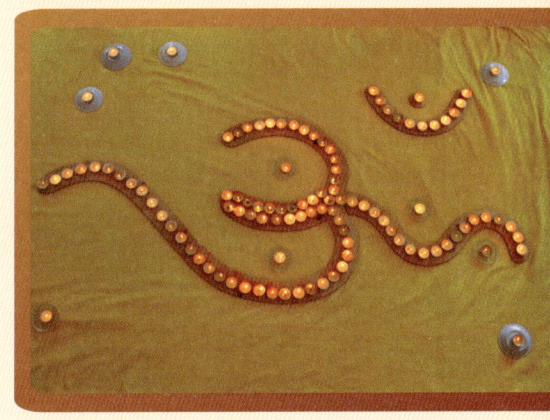

Wann immer Sie eine neue wichtige Aufgabe zu erledigen haben, beginnen Sie diese mit einer Om-Zeremonie. Diese gibt Ihnen geistigen und körperlichen inneren Frieden und bringt das eigene Leben zum Blühen.

Der Laut »Om« wird vom Universum selbst hervorgebracht, daher ist Om der wahre und wirkliche Klang des Allmächtigen selbst. Nicht irgendjemand verursacht ihn, sondern die Bewegung der Erde selbst erzeugt ihn. Die Om-Zeremonie sollte ein Teil des Yogas und Ihrer Lebensaktivitäten sein. Damit kommen Sie der Kraft des Allmächtigen näher, und Ihr Leben wird gesegnet sein.

Methode: Formen Sie das Zeichen Om aus 108 Kerzen oder Teelichtern. Entzünden Sie die Kerzen. Singen Sie: »Om.« Lassen Sie das Om erklingen, solange der Atem reicht. Singen Sie das Om 21-mal.
Wenn Ihre Atemluft zu Ende geht, nehmen Sie die Om-Schwingung wieder nach innen zurück, indem Sie die Stimme ein bisschen senken. Richten Sie vor und nach dem Om Ihre Aufmerksamkeit nach innen.
Welches Gefühl taucht dabei auf? Welche Botschaften für Sie drücken sich darin aus? Beginnen Sie dann mit einer Meditation.
Spüren Sie, wie sich der Om-Segen in der nachfolgenden Meditation in Körper, Bewusstsein und Umfeld ausbreitet.
Mögen alle gesegnet sein: **Om. Om. Om.**

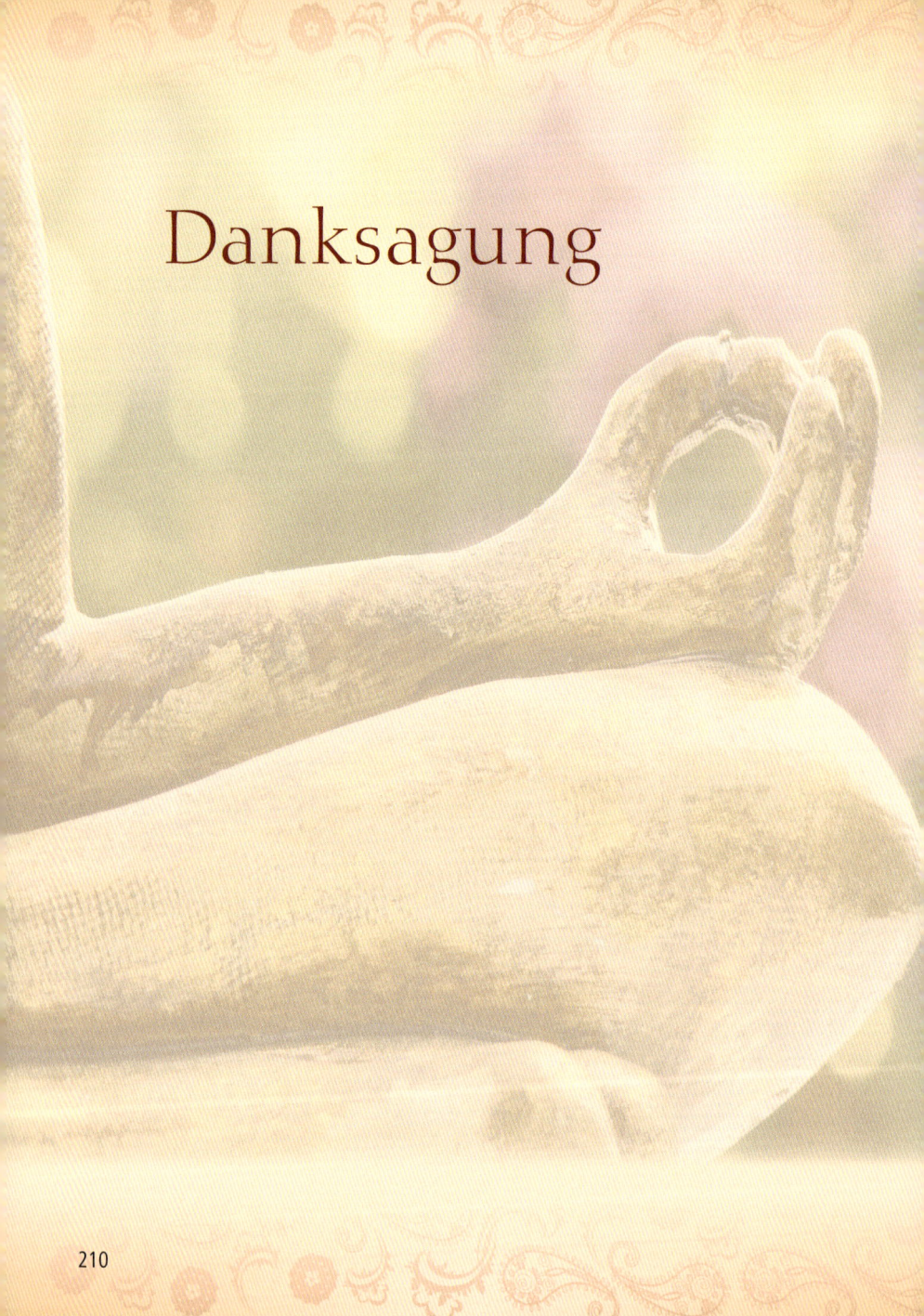

Danksagung

Ich widme das Buch meinem Guru und meinen Eltern, die es mir erlaubt haben, diese Technik zu lernen, um menschliches Leid zu lindern. Ich schulde meiner Frau Prof. Dr. Raj Kumari und meinen Kindern Prachi, Abhishek und Ruchi tiefen Dank. Schließlich bin ich auch meinem älteren Kollegen Prof. R. P. Singh zu Dank für die engagierte Unterstützung dieses Buches verpflichtet.

Familie Wanderer und ihre Freunde gaben mir finanzielle Unterstützung und sorgten während meines ersten Aufenthalts in München für meine Unterkunft und Verpflegung. Ich bin Hubertus und Barbara Wanderer dankbar. Später dann wurden meine Besuche von der Yogagruppe getragen.
Bei folgenden Personen der deutschen Yogagruppe möchte ich mich bedanken, weil sie mir bei diesem Buch geholfen haben: Eva Brand, Gisela Brauchle, Sabine Brix, Elisabeth Evers, Rosi Falbesoner-Waldinger, Barbara Fischer, Margit Herterich, Marion von Hofacker, Gudrun Löffler, Elly Menzel, Angelika Specht, Louisa Sweekhorst, Nicole Tonnar und Barbara Wanderer.
Sie haben meine Unterweisungen in einem Buch zusammengefasst. Dafür haben sie viel Arbeit geleistet, indem sie versucht haben, mein indisches Englisch zu verstehen und sich in die Sprache Sanskrit einzuarbeiten. Sie haben viel Zeit darauf verwendet, Kundalini Kriya Yoga zu erlernen.
Ich fühle mich diesen Menschen verpflichtet und versichere, dass sie erfahrene Personen des Kundalini Kriya Yogas sind.

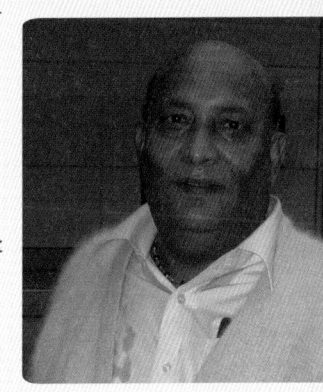

Nun übergebe ich dieses Buch mit einem neuen Konzept des Yogas der menschlichen Gesellschaft. Es ist nicht wirklich neu, es ist die Essenz des ältesten und ursprünglichsten Wissens. Ich habe mich bemüht, diese Yogatechnik in ein klares System zu bringen, um allen Menschen auf jeder Ebene einen einfachen und leichten Zugang zum Kundalini Kriya Yoga zu ermöglichen.

Arun Dev

Danke – Hari Om

Bildnachweis

Bilder von www.fotolia.de:
Seite 14: #8048784 (plénitude)
Seite 16: #26441135 (Sunnydays
Seite 24: #33054281 (cglightNing)
Seite 44: #2883726 (NeptuneTech); #25999037 (lassedesignen)
Seite 45: #7812734 (Meddy Popcorn)
Seite 34: #19873979 (Dudarev Mikhail)
Seite 40: #524894 (jakezc)
Seite 62: #1540193 (Alfred Wekelo)
Seite 66: #3996815 (nosha)
Seite 84: #30729072 (shooarts)
Seite 92: #8707544 8 (Mahesh Patil)
Seite 107: #105578 (paul prescott)
Seite 108: #7314723 (Dessie)
Seite 124: #3340213 (free_photo)
Seite 128: #24436295 (Elena Kovaleva)
Seite 140: #30575644 (Thomas Otto)
Seite 146: #367472 (Sandra Cunningham)
Seite 154: #7284358 (danielschoenen)
Seite 164: #22254778 (Elena Ray)
Seite 174: #28016452 (Johnny)
Seite 185: #3340213 (free_photo)
Seite 189: #27163348 (styleuneed)
Seite 194: #34036820 (Africa Studio)
Seite 208: #18931286 (styleuneed)
Seite 210: #16226505 (Eva Gruendemann)
Seite 212: #30254610 (cmfotoworks)

Fotos zu Yogaübungen:
von Michael Schachenmayer
Fotomodelle: Barbara Fischer, Susanne Wanderer

Weitere Fotos von Abhishek Arun

Ebenfalls zum Thema erschienen:

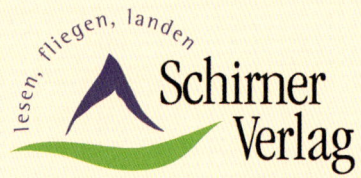

Marshall Govindan Satchidananda & Durga Ahlund:

Basiskurs Kriya-Yoga
Die 18 Asanas von Babajis Kriya-Yoga

ISBN: 978-3-89767-268-0
DVD, Spieldauer ca. 120 Minuten, mit Booklet

Wie die tägliche Yoga-Praxis zur Meditation werden kann, wie man Achtsamkeit gegenüber sich selbst und ein erhöhtes Bewußtsein durch Yoga erlangt, zeigen Marshall Govindan Satchidananda und Durga Ahlund meisterlich und sorgfältig auf dieser DVD. Der Übende findet darauf detaillierte Anweisungen zu den achtzehn Asanas (Haltungen) des Kriya-Yoga, wie sie der große Yogi-Meister Babaji lehrte. Darüber hinaus informiert sie auch ausführlich über die Wirkungen der Übungen auf Körper, Geist und Seele. So bekommt der Interessierte eine Einweisung in die Philosophie des Yogas, er erfährt, was Bewusstsein überhaupt ist und wie ein erhöhtes Bewusstsein zu mehr Lebensfreude und Energie führen kann. Durch die Übungen wird der feinstoffliche Körper gereinigt, und der physische Körper erhält seine Spannkraft und Vitalität zurück.

Für Anfänger ist diese DVD durch die ausführlichen vorbereitenden Übungen bestens geeignet, aber auch Fortgeschrittenen bietet sie wertvolle Unterstützung.

Ingrid Ramm-Bonwitt:

Tantrische Yoga-Medidationen
Wege zu innerer Freiheit und geistiger Kraft

ISBN: 978-3-8434-1010-6
344 Seiten, Flexobroschur, zahlreiche farbige Abb.

In den alten Schriften aus der tantrischen Tradition finden wir wunderbare Anleitungen zu intensiven Visualisierungen, die es uns erlauben, durch bildhafte Vorstellungen ganz bestimmte Geisteszustände hervorzurufen. Sie beeinflussen unsere physische und psychische Verfassung. So können wir durch Imagination bestimmter Symbole oder Bilder unseren Atem beruhigen oder unser Nervensystem entspannen. Die hier vorgestellten geführten Meditationen und Visualisierungsübungen vermögen, unsere Intuition zu entfalten, und helfen uns, Gesehenes gedanklich-bildlich in Erinnerung zu rufen oder Nichtgesehenes vor das innere Auge zu führen.

Dinah Rodrigues:

Hormon-Yoga
Das Standardwerk zur hormonellen Balance in den Wechseljahren

ISBN: 978-3-89767-0220-8
288 Seiten, Paperback, zahlr. farbige Abb.

Wünschen Sie sich, zu jeder Zeit Ihres Lebens selbstbestimmt und voller Kraft zu sein? Und das in jedem Alter?
Dieses Buch ist ein wichtiger Berater für Frauen, welche die Symptome der Wechseljahre spüren und sich in dieser neuen Lebensphase selbst helfen wollen. Durch die von der Autorin entwickelte Hormontherapie können die Symptome der Wandlungsphase gelindert, wenn nicht sogar gänzlich beseitigt werden.
Dinah Rodrigues schlägt eine Brücke zwischen der uralten Yogalehre und der modernen Wissenschaft und stellt zudem noch weitere interessante Möglichkeiten für einen seelischen Ausgleich vor, gibt beispielsweise Tipps zu Ernährung und Meditation.